누구에게나 필요한 운동
건강 상식 정보!

최고 운동 건강 이야기

이 광 무 지음

도서출판 BOSEONG 보성

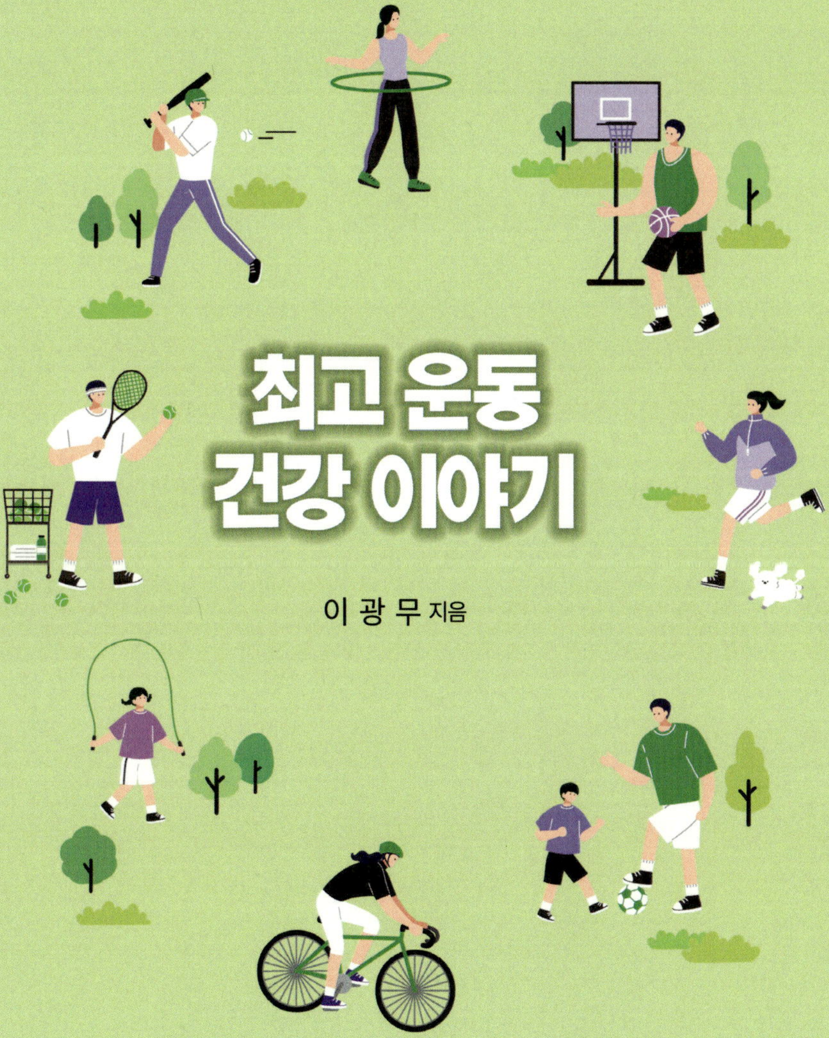

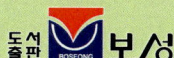

서 문

세월은 오늘도 유수같이 흐르고 있다. 누구나 인생을 살면서 '건강이 최고'라고 여기고 있다. 그러나 사회생활을 하면서 여러 가지 이유로 자기의 건강을 보살피지 못하는 경우가 흔하다. 특히 나이가 들수록 더욱 건강을 못 지키고 있다. 흔히들 '건강을 잃으면 모든 것을 잃는다.'고 한다. 그렇다면 자기의 건강을 어떻게 하면 잘 지켜 건강한 삶을 영위할까? 이것이 최고의 관심사이다. 한편, 우리들한테 최고의 보약이 있을까? 최고의 보약은 무엇이라고 생각하나요? 라는 질문에 대개의 경우, 잘 먹는 게 최고의 보약이지라고 대답을 한다. 인간은 필요한 영양을 섭취해야만 정상적인 생활을 할 수가 있다. 따라서 우리는 늘 음식을 잘 먹어야 한다. 그런데 대개의 경우, 영양부족으로 인한 문제는 없다. 오히려 과잉섭취가 건강을 해치고 있는 실정이다. 따라서 섭취와 소비가 적절한 균형을 유지해야 최적의 체중을 유지하면서 최상의 건강을 유지할 수 있다. 소비를 잘 유지하는 데는 운동이 절대적으로 필요하다. 그러므로 운동에 관한 상식과 전문지식을 이해함으로써 우리의 건강을 잘 유지·증진시킬 수 있다.

'운동이 최고의 보약이다.'이란 말이 있듯이 운동을 잘 실천함으로써 최고의 건강을 유지할 수 있다. 본 저서는 최고의 운동보약에 관한 이야기를 하고자 한다. 누구나 읽으면 알 수 있도록 내용을 쉽게 설명하려고 노력하였다. 먼저 우리는 왜 운동을 꼭 해야만 하는가? 그 이유를 설명하고, 인체의 구조를 이해하고, 더불어 운동으로 건강을 어떻게 잘 유지·증진할까?를 언급하였다. 그리고 건강과 운동에 관한 상식과 전문지식을 설명하고, 연령별 필요한 운동에 관한 내용을 상세히 제시하였다. 참고로 건강유지에 관한 나의 실천 방법을 제시함으로써 건강의 유지와 증진을 위한 방법을 이해하는데 도움을 주고자 하였다. 오로지 대학에서 운동생리학자로 살아온 날들을 마무리하면서, 늘 함께했던 학생들과 초등학교 일선에서 근무하고 있는 제자들과 가까이 지내는 지인들에게 건강에 관한 유익한 내용이 되었으면 하는 바램으로 집필하였다. 독자 여러분 한평생 늘 건강하시기를 기원합니다. 감사합니다.

2024. 2.

이광무 교수

목차

제1장 사람이 꼭 운동을 해야 하는 이유 ······················ 7
1. 사람도 움직이는 동물 / 9
2. 사람이 운동을 해야 하는 이유 / 10

제2장 인체구조의 이해와 건강유지 ······················ 17
1. 인체 기관계의 상호작용 / 17
2. 인체 기관계의 건강 유지 / 24

제3장 건강을 위한 운동유형 ······················ 35
1. 유산소 운동 / 35
2. 무산소 운동 / 37

제4장 최상의 건강을 위한 운동처방 ······················ 41
1. 운동처방이란? / 41
2. 최고 적절한 운동은? / 50
3. 질병에 따른 운동처방 / 85
4. 반드시 기억해야 할 운동처방? / 119

제5장 체중조절을 위한 운동처방 ······················ 123
1. 체중조절의 원리와 실제 / 124
2. 체중감량 프로그램 설계하기 / 127
3. 체중감량을 위한 식사관리 / 129
4. 체중감량을 위한 운동처방 / 130

제6장 꼭 알아야 할 연령별 운동 ······ 133

1. 유아기 운동 / 133
2. 학령기 운동 / 136
3. 청소년기 운동 / 143
4. 성년기 운동 / 144
5. 중년기 운동 / 145
6. 노년기 운동 / 146

제7장 나의 건강 유지 이야기 ······ 147

1. 아동기 시절 / 147
2. 학령기 시절 / 149
3. 성년기 시절 / 151
4. 노화 단계 시절 / 153

제8장 상황별 응급처치 방법 ······ 155

1. 응급처치란? / 155
2. 심폐소생술 / 158
3. 외상 응급처치 / 166
4. 환경 및 위험물에 의한 응급처치 / 174
5. 하임리히법 / 178

• 참고문헌 / 181

제1장
사람이 꼭 운동을 해야 하는 이유

모든 사람들은 인생을 살아가면서 좋은 건강(good health)을 가장 소중하게 생각한다. 그러나 우리는 한평생 살아오면서 기계화, 자동화, 산업화, 특히 AI시대 등으로 신체활동을 사용할 기회가 점점 박탈당하고 있으며, 이로 인한 각종 질병들이 만연하고 있다. 운동부족은 건강에 좋시 않으며, 건강을 유지하기 위해서는 적절한 운동이 필요하다는 생각은 널리 퍼져 있다. 한편, 운동만 하면 누구라도 건강해질 수 있는 것처럼 이야기하는 사람들이 있다. 운동을 지도하는 사람들 중에 이렇게 오해를 주기 쉬운 발언을 하는 사람이 있다면 운동의 건전한 보급에 제동을 걸 뿐이다.

현대병이라고 하는 여러 질환의 대다수는 그 원인 연구에 천문학적인 비용과 시간을 들였음에도 불구하고, 대부분 아직 그 정확한 원인을 규명하지 못하고 있다. 결국 현대병은 특정 원인에 의해 일어나는 것이 아니라, 본질적으로는 비특이적인 원인으로 발병하는 것일 수도 있다. 예를 들어 운동부족이라는 단일 위험인자가 가해졌다고 해서 반드시 질병이 발병하지 않으며,

반대로 하나의 위험인자를 해소했다고 해서 반드시 건강 문제가 해결되었다고 볼 수 없다. 이러한 의미에서 운동을 하지 않아도 장수하는 사람이 있기 때문에 운동은 필요 없다는 생각과 운동만 하면 건강해진다는 주장은 마치 흡연을 해도 장수하는 사람이 있기 때문에 흡연은 건강에 무해하고, 금연만 하면 모두 건강해진다는 주장과 마찬가지로 그 본질을 보지 못하는 잘못된 사고방식이라 할 수 밖에 없다.

운동 필요론자와 회의론자 사이에 운동의 개념에 관한 약간의 엇갈림이 있는 것도 양쪽의 의견대립을 격화시키는 점이다. 일반적으로 운동이라고 하면 육상, 수영, 야구, 유도와 같은 스포츠를 머리 속에 떠올리는 사람이 많은데, 건강을 목적으로 한 운동은 격렬한 스포츠뿐만 아니라 경미한 신체활동도 포함하여야 한다. 예를 들어 보행, 산보, 맨손체조도 훌륭한 운동이고, 그 외에 일상적인 행동과 몸을 움직이는 것 모두 운동의 범주에 넣어야 한다. 이런 의미에서 기상 동작, 옷 갈아입기, 세수, 실내 보행도 운동에 포함된다. 엄밀하게 말하면 모든 사람은 운동을 하고 있으며, 어느 정도의 운동까지 허용되는가 하는 문제가 있을 뿐이다. 운동처방에서는 그러한 경미한 신체활동이 효과가 있는지 별개로 하여도, 운동의 내용을 이렇게 폭넓게 파악하는 것은 운동의 필요성을 이해하는 데 중요하다.

현대병 예방의 철칙은 가능한 많은 위험인자를 제거하고 병에 대한 저항력을 강화하는 것인데, 단일한 결정적인 예방법은 없다. 현대병의 위험인자는 생활과 밀착된 것이 많다. 따라서 위험인자를 제거하기 위해서는 어쩔 수 없이 생활양식을 변경해야 한다. 운동에 힘쓰는 것도 그 일환으로서 평가되어야 한다. 단순히 운동만 하면 건강문제는 해결된다고는 결코 생각하지 않는다. 그러나 운동에는 현대병을 예방하고 건강을 유지하고 증진시킨다는 점에서 특별한 의미가 있다는 것을 인정해야 한다. 따라서 현대병을 잘 극복하고 건강한 삶을 누리기 위해서는 우리가 왜 운동을 해야 하는지를 설명하고자 한다.

1. 사람도 움직이는 동물

"우리는 왜 움직여야 하나요?"

사람은 태어나서부터 사지를 움직이고 소리를 지르면서 사람의 생명이 탄생한다. 사람이 살아있다는 것은 바로 움직일 수 있다는 것이다. 대체로 사람은 먹은 만큼 움직여서 소비를 해야 하는데, 움직임이 부족하여 에너지가 체내에 축적되면 체지방이 쌓인다. 이것을 해결하기 위해서는 적극적으로 움직일 필요가 있다. 이와 같은 적극적인 움직임이 바로 운동에 해당한다. 이와 같은 방법으로 사람은 에너지 섭취와 소비를 균형있게 유지하여 자기의 적절한 체중을 관리한다. 그러나 에너지 균형을 지키지 못하여, 섭취가 많을 경우는 비만자가 되고 소비가 많을 경우는 저체중자가 된다.

결론적으로 사람도 동물과 같이 많이 움직이면 신체기능이 발달하여 건강히 살 수 있고, 움직이지 않으면 신체기능의 저하로 건강하게 사는데 지장을 초래한다. 그래서 인간은 움직이는 기계(living machine)와 같다. 기계는 적당히 사용해야만 제 기능을 발휘하고 사용하지 않으면 녹이 쓴다. 여기에서 기계의 녹이란 사람에게는 소비하지 못하고 남는 여분의 칼로리가 지방으로 축적되어 결국 비만자가 되는 것으로 생각할 수 있다. 따라서 기계도 적당히 사용해야 하고 사람도 적당히 칼로리를 소비해야 한다. 결국 사람은 칼로리를 섭취한 만큼 반드시 칼로리를 소비해야만 최적의 건강 체중을 유지할 수 있다. 칼로리를 소비하는 데는 적극적인 신체활동이 필요하고, 신체를 많이 움직이는 운동이 최고의 방법이다. 따라서 우리는 운동을 꼭 해야 하고 운동으로 에너지 균형을 잘 맞추어서 적정한 체중을 유지하면서 최상의 건강을 유지·증진시켜야 한다.

2. 사람이 운동을 해야 하는 이유

" 우리는 왜 운동을 꼭 해야 하나요? "

사람도 움직이는 동물에서 언급했듯이 사람은 뱃속에서부터 움직이고 태어나서는 더욱더 움직인다. 이렇게 사람은 먹은 만큼 움직여야만 건강하게 살아갈 수 있다. 사람은 맛있게 먹는 식욕의 본능이 강해서 칼로리 섭취는 쉬우나, 반대로 섭취한 칼로리를 소비하는 움직임은 편안하고자 하는 본능과 상충되어 체중조절이 어려운 것이다. 따라서 사람은 칼로리 소비에 더욱 집중해야만 자기의 적정 체중을 유지하면서 건강을 유지·증진시킬 수 있다.

현대문명의 편리한 발달은 우리의 생활방식을 크게 바꿔놓았다. 자동화된 생활에 의존해 신체활동이 크게 줄고 있다. 1980년부터 조사된 경제기획원 조사통계국의 사인별 질병통계 보고에 의하면 매년 심장혈관계 질환이 1위를 차지하고 있으며, 불

의의 사고를 제외한 6대 사인이 모두 개인의 운동부족과 밀접한 관계가 있는 '성인병'이라는 점에 주목해야 한다. 사람의 몸은 원래 많은 신체활동을 하면서 신체기관의 기능이 유지되거나 향상되게 돼 있다. 사람이 운동하면 심폐기능이 향상되고, 관절은 부드러워지며 뼈의 무기질 감소를 지연시켜 뼈를 튼튼하게 해준다. 또한 운동은 혈류량을 증가시키고 혈액의 점도가 낮아지면서 동맥을 젊은 상태로 유지해주고 중성지방과 체지방을 감소시켜 건강을 유지·증진시킨다.

우리가 왜 운동을 해야 하는가를 운동효과 측면으로 살펴보면
첫째, 운동은 건강을 저해하는 위험인자를 제거하는 효과가 있다. 예컨대, 운동은정신적 스트레스의 축적, 비만, 고혈압, 고지혈증, 당뇨병, 동맥경화 등에 대하여 긍정적인 효과를 발휘한다. 그러므로 운동부족의 해소는 다른 어떠한 단일 위험인자의 제거보다 질병예방 측면에서 훨씬 더 큰 의미가 있다. 또한 운동에는 위험인자, 즉 부정적 요인을 제거하는 기능이 있고, 환경 변화와 기타 건강 저해 인자에 대한 적응력과 저항력을 높이는 적극적인 의미가 있다.

둘째, 운동을 하면 조기 사망을 감소할 수 있다. 운동은 대표적인 사망 원인인 당뇨병, 심장혈관계 질환, 암, 그리고 다른 원인에 의한 조기 사망의 위험을 감소시킨다. 일주일에 운동으로 2,000kcal를 소비하다면 사망률을 43% 정도를 감소시켜 오랫동안 건강하게 살 수 있다. 예를 들어 체중 70kg 사람이 1시간 조깅을 하면 약 700kcal 소비한다. 2,000kcal를 소비하려만 주당 3일, 1시간 조깅해야만 사망률을 줄일 수 있다.

셋째, 당뇨병 및 대사중후군 같은 성인병을 예방할 수 있다.

고혈압, 복부비만, 고밀도지단백(High Density Lipoprotein, HDL)-콜레스테롤 감소, 중성지방 증가, 내당능 장애 등 5가지 지표 중 3가지 이상이 기준치를 넘으면 '대사증후군'이라 부르는데, 이것 또한 주당 2,000kcal의 규칙적인 운동으로 대사증후군뿐만 아니라 당뇨병의 위험요소를 32%를 줄일 수 있다.

넷째, 근육과 골격의 건강을 증진시킨다. 운동을 하면 근육과 골격계 효과로 관절의 연골 두께를 증가시키고 인대 등을 크고 강하게 해 근력, 근지구력을 증진시키고 관절의 유연성을 향상해 줌과 동시에 뼈의 칼슘 침착을 도와주워 골다공증을 예방해 준다.

다섯째, 건강한 체중조절을 할 수 있다. 많은 연구에서 주당 150~300분의 중강도의 운동을 한다면 안정적인 체중 유지가 가능하다고 말한다. 근력강화 운동도 유산소 운동보다 효과가 조금 적은 편이지만 체중 유지에 도움을 준다. 중요한 것은 칼로리 섭취와 소비의 균형을 유지하는 게 체중을 유지하는 것이다. 그래서 자기의 최적의 체중을 유지하도록 하여야 한다. 어린이와 청소년은 적정 체중을 유지하고 건강을 유지하기 위해서는 매일 1시간 정도 중강도에서 고강도의 신체활동을 하도록 하여야 한다.

여섯째, 암 발생을 감소시킨다. 운동은 음식물이 대장을 통과하는 시간을 줄임으로써 대장암의 발생 위험률을 감소시키고, 폐암 및 유방암의 위험률을 줄여주고, 결장암을 예방하는데 탁월한 효과가 있는 것으로 보고되고 있다. 일주일에 500~2,000kcal를 운동으로 소비하면 500kcal 이하를 소비하는 사람보다 암의 발병 위험요소를 31%를 감소시킬 수 있다. 심지어 일주일에 최소 1시간 이상만 운동을 하여도 암을 예방하는데 도움이 된다.

  일곱째, 정신건강을 증진시킨다. 운동을 하면 뇌 조직으로 가는 혈류량이 증가해 뇌에 산소공급을 증가시켜 주기 때문에 편안감을 느끼게 해주고, 땀에 의한 체내 염분 배출에 도움을 주며 수면을 좋게 해 정신건강에 도움을 준다. 우울증의 경우는 뇌 조직에 에피네프린과 노르에피네프린 호르몬의 분비가 부족할 경우 나타나며 운동으로 이들 호르몬의 분비가 증가하면 치료에 도움을 줄 수 있다. 또한 운동으로 신경전달물질 세로토닌, 도파민, 노르아드레날린의 조절에 의해 마음을 상태를 편안하게 할 수 있다.

  이와 같은 효과들은 중강도나 고강도의 유산소 운동, 근력강화 운동을 한 사람들에게서 나타나는데 한 번에 30~60분씩 주당 3~5일의 유산소 운동으로 주당 300분 이상과 근력강화 운동을 병행했을 때 더욱 효과가 좋다. 사람은 이 세상에서 항상 건강하게 살려면 늘 운동을 하여야 한다. 그래서 '운동이 최고의 보약이다'리고 말하고 있다.

  특히, 우리는 언젠가는 노화되어 사망하게 되는데 무병장수하려면 어떤 준비를 해야 할까? 건강장수 전문가인 야마다요우스케 고베대학 대학원 조교수가 쓴 저서 '과학이 밝혀낸 배불뚝 중년남 해소법'을 참고로 무병장수 준비 요령을 소개한다. 첫 번째는 '움직이기 귀찮아' 단명의 지름길이다. 에구구 다리아파, 추워서 일어나기 싫어, 등은 건강한 100세인들은 불평 없이 하루 종일 몸을 움직인다. 야마다 교수는 '현대인은 눕거나 앉아서 컴퓨터나 휴대폰을 보는데 이런 자세로는 에너지 소비량을 늘리지 못하다'면서 '몸을 자꾸 움직이면서 활동량을 늘려야 건강해진다'고 말했다. 둘째는 주말도 빠지지 않고 30분 운동한다. 1주일에 최소 2일, 하루 30분 이상은 의식적으로 운동을 해야 노화 진행 속도를 늦출 수 있다. 성인은 보통 10분에 1,000보 정도 걷는데, 3,000보쯤 걸으면 30분 운동을 한 셈이 된다. 비 오는 날에는 집에서 스쿼트(허리를 편 상태에서 앉았다 일어나기) 같은 근력강화 운동을 하는 것도 방법이다. 세 번째는 동료와 함께 하는 운동을 골라라. 매일 하루 30분씩 가벼운 운동을 하는 것에 더해 주당 1회 정도는 본격적인 스포츠를 하는 것도 조기 사망 위험을 낮춘다. 야마다 교수는 덴마크 코펜하겐에 살고 있는 성인 8,477명을 25년간 추적 조사해 발표한 일명 '코펜하겐조사(2018)'에 대해 소개했다. 코펜하겐조사는 8가지 운동종목에 따른 개인별 수명 차이를 분석한 것인데 운동을 얼마나 오래 했느냐보다는 어떤 운동을 선택했느냐에 따라 수명에 차이가 났다고 말했다. 결과는 테니스(9.7년)를 하고 있던 사람들이 평균 수명보다 약 10년 더 오래 살았고, 그 다음은 배드민턴(6.2년), 축구(4.7년), 사이클링(3.7년), 수영(3.4년), 조깅(3.2년), 건강체조(3.1년), 헬스클럽(1.5년) 순이었다. 수명 연장에 효과적인 운동 상위 3총사는 모두 구기종목이었다. 반면 나 홀로 운동인 조깅, 건강체조, 헬스클럽 등은 하위권이었다. 이는 구기운동은 경기 도중이나 이후에 동료들과 서로 담소를 나누면서 소통하며 시간을 보내기 때문에, 조깅이나 헬스클럽처럼 말 한마디 하지 않고 외롭게 하는 운동과 차이가 있다면서, 다른 사람들과 함께 운동을 하면 사회적 소속감을 갖게 되면서 건강해지는 효과가 있다고 말했다. 한편 야마다 교수는 노년기 골프에 대해서도 긍정적으로 평가했다. 현역 시절에 골프를 쳤지만 은퇴하고 나서는 여러 가지 이유 때문에 중단한 고령자들이 적지 않다면서 노년기에 친구들과 치는 골프는 고립되어 지내면서 생기는 노쇠현상을 막을 수 있고 스트레스도 해소되고 정신이 맑아져 수명을 연장시키는 효과가 있다고 조언했다. 다행히 우리나라에서도 골프뿐만 아니라 보다 쉽게 접근할 수 있는 파크골프가 성행하고 있다는 점이 노년기의 수명을 연장하는데 도움이 되며 권장되고 있다. 모두들 현대는 100세 시대라고 한다. 기력이 떨어져 골골대면서 100살까지 살지 말고, 이와 같은 운동 실천으로 건강수명을 높여 건강하게 여생을 살아가야 한다.

제2장
인체구조의 이해와 건강유지

1. 인체 기관계의 상호작용

❝인체구조는 어떤 기관계로 이루어져 있나요?❞

　인체는 각각 특정 기능을 가진 다양한 기관계로 구성된 복잡한 유기체이다. 기관계란 생명체의 특정 기능을 수행하기 위해 함께 작동하는 기관들의 해부학적 집합체를 가리킨다. 동물이나 식물처럼 많은 세포들로 이루어진 다세포 생물은 유사한 세포들의 단순한 집합체가 아니라, 크기와 모양, 구조와 기능 등이 서로 다른 수많은 종류의 세포들로 구성되어 있다. 이들 생명체는 일반적으로 세포들이 모여서 조직(tissue)을 구성하고, 조직은 다시 기관(organ)을 구성하며, 기관은 기관계(organ system)를 이룬다. 최종적으로 개체(organism)란 생물을 구성하는 다양한 기관계들이 조화롭게 조직화되어 탄생한 독립적인 생명체인 것이다.

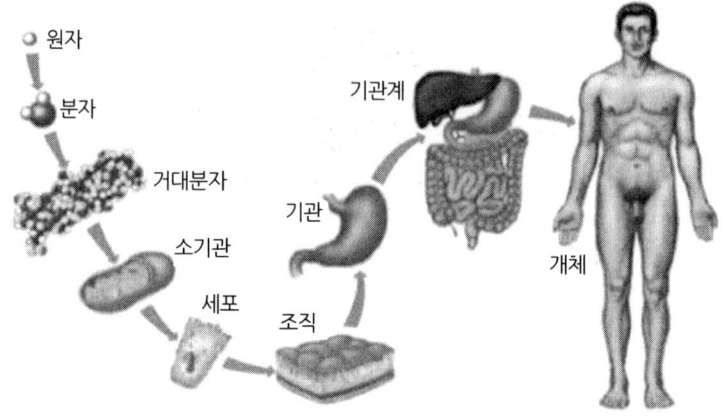

세포<조직<기관<기관계(계통)<개체(한사람)

인체가 제대로 활동하기 위해서 호흡, 순환, 소화, 신경, 면역 등 꼭 필요한 기능들이 원활하게 작동해야 한다. 이런 각각의 생리활동을 역할에 따라 구분지어 놓은 것이 바로 기관계이며 인간에게는 총 11개의 기관계가 존재한다.

1) 호흡계

호흡은 운동 시 가장 기본적으로 요구되는 산소 공급과 이산화탄소 배출을 위한 과정이다. 비강, 인두, 후두, 기관과 기관지, 폐 등이 호흡을 원활하게 수행할 수 있도록 역할을 하는데 이를 호흡계라고 한다. 호흡은 외호흡과 내호흡으로 구성된다. 외호흡은 혈액이 폐포의 모세혈관을 지날 때 폐포와 모세혈관 사이에서 일어나는 기체 교환을 일컫는다. 이때 산소는 폐포에서 모세혈관 쪽으로, 이산화탄소는 모세혈관에서 폐포 쪽으로 이동한다. 내호흡은 산소를 품은 혈액이 조직세포를 지날 때 모세혈관과 조직세포 사이에서 일어나는 기체 교환을 의미한다. 산소는 온 몸의 모세혈관에서 조직세포 쪽으로 이동하고, 이산화탄소는 조직세포에서 모세혈관 쪽으로 이동한다.

2) 순환계

순환이란 인체와 내부, 외부를 연결하고, 세포와 조직으로 여러 물질을 혈액을 통해 운반하는 것을 의미한다. 이를 위해 혈액을 방출하는 심장, 혈액이 이동하는 통로인 혈관, 혈관으로부터 누출된 체액을 회수하여 다시 혈액으로 돌려보내는 림프관 등이 있는데 이를 순환계라고 한다. 이런 순환계는 혈액, 산소, 영양분 및 노폐물을 몸 전체로 운반하는 역할을 한다.

3) 근육계

인체가 움직일 수 있게 해주는 역할을 하는 근육계는 골격근, 내장근, 심장근으로 이루어져 있다. 내장근과 심장근은 신체 장기와 심장을 움직여 정상적인 작동을 할 수 있도록 한다. 특히 골격근은 환경에 대한 조정, 운동 및 자세를 유지하고 열을 발생시키는 역할을 하므로 운동이라는 관점에서 볼 때 가장 핵심적인 역할을 한다고 할 수 있다.

4) 골격계

골격계를 인체를 이루는 뼈와 연골을 말한다. 주요 기관으로 뼈는 성인의 경우 206개 있고 관절, 연골, 인대 및 힘줄 등이 있으며, 인체의 골격은 여러 기관들을 지지하거나 보호하고 근육의 움직임을 유발할 수 있도록 뼈대를 제공하며 골수에서는 혈구가 만들어져 무기질을 저장한다. 골격계는 중축골격과 부속

지골격으로 나누어 질 수 있다. 중축골격은 몸의 중앙선에 있으며, 두개골, 설골, 척추, 흉곽으로 구성된다. 부속지골격은 흉대와 요대의 뼈 및 이들과 연결된 사지로 구성되어 있다.

5) 신경계

인체 내에서 매우 복잡한 구조를 가지며, 대뇌로부터 척수에 이르는 과정의 중추신경계와 이로부터 분지되어 각 부위의 움직임과 감각기능을 조절하는 말초신경계로 나누어진다. 기본단위는 뉴런이며 뉴런 사이의 연접에 의해서 서로 연결되어 있다. 연접부는 전기적 속성과 화학적 속성을 함께 가지면서 자극 전달이 효율적으로 일어날 수 있도록 해준다. 즉 신경계는 뇌와 척수, 신경, 감각기관들을 포함하며 인체 활동을 조절하고 통합한다. 또한 사고와 추론 같은 고등 정신기능을 담당하고 있다.

6) 소화계

소화계는 음식을 섭취하고 분변으로 배설하는 기관들로 구성된다. 구강, 식도, 위, 소장, 대장, 타액선, 췌장, 간, 담낭 등이 여기 속한다. 또한 소화계는 음식물을 분해하여 혈액을 통해 인체의 세포에 분배하고, 소화되지 않은 잔여물은 대변을 통해 제거된다.

7) 내분비계

내분비계는 신경계와 마찬가지로 성장, 대사와 같은 기능을 수행하는 인체의 세포를 조절하고 통합하는 역할을 한다. 다양한 호르몬을 분비하여 인체 활동을 조절·통합하는데 호르몬을 생산하는 내분비 기관에는 뇌하수체, 갑상선, 부갑상선, 부신, 췌장, 성선이 있다.

8) 비뇨/배설계

비뇨계는 대사과정에서 생긴 노폐물을 제거하고 인체가 필요로 하는 물질을 재흡수하거나, 여분의 수분과 불필요한 물질을 배설하는 기능을 한다. 주요 기관으로 신장, 요관, 방광, 요도 등의 기관으로 이루어진다.

9) 림프계(면역계)

림프계(면역계)는 인체 활동을 조절하고 통합하는 역할을 한다. 또 사고와 추론같은 고등 정신기능을 담당하고 있다. 주요 기관으로 골수, 림프기관, 지라 등이 있으며 몸 안의 이물질에 내항하여 공격한나.

10) 생식계

생식계는 후손을 생산하기 위한 기관으로 남성의 생식계와 여성의 생식계로 구분된다. 남성의 생식계는 정소, 부고환, 정관, 사정관, 정낭, 전립선, 요도구선, 음낭, 음경 등으로 정자를 생산하여 최종적으로 여성의 체내에 도달하게 한다. 여성은 난소, 난관, 자궁, 질, 유선 등의 기관들이 생식계를 이루는데 난자 생산과 수정란이 발달하기 위한 환경을 제공하는 역할을 한다.

11) 피부계

피부계란 피부, 털, 손톱, 발톱 따위의 부속기 및 피하조직을 통틀어 이르는 말이다. 주요 기능은 1차적인 상해로부터의 인체 보호와 체온 조절이다. 운동 시 골격근의 대사량 증가로 열이 발생하게 되는데 이때 피부계에서는 체온 항상성 유지를 위해 열을 손실시키려고 한다. 체온이 오르면서 피부는 땀을 배출하게 되고 땀이 기화하면서 체온 손실을 유발하여 체온 조절을 일으킨다. 또한 피부계는 손상과 이물질로부터 체내 구조를 보호하며 수분이 새 나가지 못하게 막고, 체온 조절에 기여한다.

위의 내용과 같이 인체의 기관계는 각기 다른 기능과 역할을 수행하지만 신체활동과 생명유지를 위해 유기적으로 연계하고 기계처럼 맞물려 작동한다. 이는 11개의 기관계가 정상이더라도 하나의 기관계가 이상 상태라면 인체 건강에 심각한 위험을 초래할 수 있다는 의미이다. 그래서 우리는 인체 기관계의 역할과 기능을 향상시킬 수 있는 방법을 알아야 하고, 자기의 타고난 약점의 기관계를 잘 관리하여 건강한 삶을 유지하여야 한다.

인체의 기관계 역할과 기능

순번	기관계	해당기관과 역할	기능 향상 방법
1	호흡계	코, 인두, 후두, 기관, 기관지, 폐, 횡경막 등 산소 공급, 이산화탄소 배출	수영, 등산, 자전거타기, 장거리달리기, 에어로빅, 줄넘기 등
2	순환계	심장, 혈관, 혈액 혈액을 통해 신체에 필요한 영양소 공급	산책, 조깅, 신체마사지, 요가, 필라테스, 스트레칭 등

3	근육계	골격근, 내장근, 심장근 인체가 움직일 수 있게 해주고 신체 안정성을 제공	단거리 달리기, 중량 저항운동, 스트레칭, 요가, 암벽등반 등
4	골격계	뼈, 관절, 연골, 인대 및 힘줄 신체 지지 및 보호, 뼈대 제공, 골수에서 무기질 저장	올바른 자세유지, 균형잡힌 식단, 규칙적 운동, 스트레칭과 근력운동 결합, 충분한 휴식과 수면 등
5	신경계	중추신경계, 말초신경계, 감각기관 인체활동을 조절 및 통합, 사고와 추론 같은 고등 정신기능 담당	명상, 독서, 규칙적인 생활패턴, 휴식, 스트레칭, 자연 속 캠핑 등
6	소화계	입, 식도, 위, 십이지장, 간, 담낭, 췌장, 소장, 대장, 항문 등 음식물을 분해하여 혈액을 통해 인체의 세포에 분배, 소화되지 않은 잔여물 배출	규칙적 식사, 다양한 식품 섭취, 충분한 수분 섭취, 식사 후 산책 또는 요가 등
7	내분비계	뇌하수체, 갑상샘, 췌장 등 호르몬 분비를 통해 인체 성장, 대사와 같은 기능을 수행하는 인체의 세포를 조절 및 통합	규칙적 식사, 규칙적 유산소 운동 및 저항 운동, 충분한 휴식 등
8	비뇨 / 배설계	신장, 요관, 방광 및 요도 노폐물 제거, 필요 물질 재흡수	충분한 수분 섭취, 비뇨 배설계 기관 부위 청결 유지, 대소변 적시 배출
9	림프계	림프관, 림프절 및 비장 손상된 세포를 제거하고 감염과 암의 확산을 방지	미니 트램펄린, 요가, 심호흡 운동, 아쿠아 에어로빅 등
10	생식계	생식기, 유방, 자궁 후손 생산을 위한 정자 또는 난자 생산	적당한 신체활동, 영양가 있는 식품 섭취, 충분한 수분 섭취, 케겔운동
11	피부계	피부, 머리카락, 손톱, 발톱 등 인체 보호 및 체온 조절 등	깨끗한 세안, 규칙적인 운동, 충분한 수면, 기름기 적은 음식 섭취 등

2. 인체 기관계의 건강 유지

"인체의 기관계는 어떻게 건강을 유지하나요?"

인체는 20여종의 아미노산을 원료로 만들어진 70조의 세포로 이루어져 있다. 세포가 모여 조직을 이루고 조직이 모여 기관이 되며 같은 일을 하는 기관들이 하나의 계통, 즉 기관계를 이룬다. 이 같은 인체 기관계는 서로 연결되어 상호작용하여 항상 원활히 작동하고, 인체의 내부 상태를 일정하게 유지하게 하는 항상성(homeostasis)을 유지하게 하여 항상 건강한 상태를 유지한다.

1) 호흡계

호흡계는 대기의 산소를 혈액으로 운반하고, 혈액에서 대기로 이산화탄소를 내보내준다. 호흡은 운동 시 가장 기본적으로 요구되는 산소 공급과 이산화탄소 배출을 위한 과정으로서 심폐기능 수행의 중요한 과정에 포함된다. 운동과 호흡계의 반응을 살펴보면, 운동 중에는 에너지대사가 활성화되면서 산소의 공급과 이산화탄소의 제거를 증가시키기 위해 폐 기능의 증가를 요구하게 된다. 운동 중 폐 환기의 증가는 소모량의 증가와 비례한다. 호흡중추는 연수에 위치하고 운동 시에 나타나는 혈액내의 수소이온농도(pH) 증가는 호흡에 대한 자극으로 작용하며, 이산화탄소가 제거되고 수분이 생성되는 만큼 수소이온의 감소를 초래하여 혈액의 pH를 조절하며 호흡과 관련된 기전을 조절한다. 운동 중의 호흡곤란증은 신체적성이 부족한 경우에 주로 나타나며, 혈액 내의 수소이온 및 이산화탄소 함량의 증가 원인이 된다. 이와 같이 운동 시에는 환기량이 증가되어 우리 몸에서 필요한 산소를 많이 공급하고 반면에 이산화탄소를 많이 배출하는 유리한 조건이 된다.

우리가 이와 같은 호흡계의 건강유지를 위해서는 규칙적인 운동, 균형 잡힌 식단, 금연을 포함하는 건강한 생활방식이 건강한 호흡계를 유지하는데 중요하다는 점을 기억해서 우리의 건강을 유지해야 한다.

2) 순환계

순환계에는 심장과 혈관, 혈액 등의 기관이 있고, 인체의 내부와 외부를 연결하고 세포와 조직으로 여러 물질을 운반한다. 이런 순환계는 운동 시에는 증가 된 에너지 요구를 충족시키기 위해 활동하는 근육에 산소와 영양소의 공급을 증가시키고 대사성 부산물과 열을 신속히 제거해야 할 필요가 있다. 따라서 산소를 포함한 영양소의 원활한 공급과 부산물의 제거를 위해 혈액순환이 증가하고 혈류의 재분배가 일어나는 등 순환계의 기능이 항진된다. 그래서 운동 시에는 1분간 심장이 수축활동에 의하여 뿜어내는 혈액량 즉 심박출량이 증가하고 이런 심박출량은 심장이 1회에 뿜는 박출량 즉, 1회 박출량과 심장 박동수에 의해 결정된다. 또한 운동 시 심박수도 증가한다. 심박수와 산소섭취량은 운동 시 거의 직선 비례적으로 운동강도가 증가하면 심박수와 산소섭취량이 같이 증가한다. 운동에 대한 훈련자와 비훈련자의 심박수의 차이는 1회 박출량 차이에 의해, 비훈련자 일반인은 약 70~80회, 훈련자 엘리트 선수는 약 40~50회로 스포츠 심장으로 변한다. 운동 시 전반적으로 혈압도 상승한다.

혈압은 심박출량, 혈관의 내경, 혈액량의 변화에 의해 일어난다. 운동을 하면 수축기 혈압은 현저하게 상승하는 반면, 이완기 혈압은 경미하게 변화하여 혈관을 건강하게 만든다. 운동으로 혈액의 변화를 살펴보면, 적혈구 수와 백혈구 수가 증가하는 혈색소의 변화에 의해 더 많은 산소를 온몸에 운반하고 면역력을 증가한다. 이렇게 운동을 하면, 골격근의 활동량이 늘어남에 따라 산소 소모량이 증가하여 많은 운동량을 확보할 수 있다. 혈액 속의 헤모글로빈은 산소를 운반하는 역할을 하므로 심장은 안정시보다 많은 혈액을 박출하게 되어 산소 운반을 많이 하여 유산소 운동을 하는데 유리하다. 이와 같은 순환계의 운동효과로 인하여 우리는 에너지 넘치는 어떠한 운동도 유리하게 할 수 있다.

3) 근육계

근육계는 인체가 움직일 수 있게 해주는 역할을 한다. 인체의 근육에는 심장이나 위장 등 장기에 붙은 근육도 있지만 주로 골격에 붙은 근육들이 근육계에 해당된다. 이런 근육은 반복적으로 사용하면 크기가 눈에 띌 정도로 증대되고 반대로 사용하지 않으면 퇴화한다. 근육이 발달하고 증대하는 것은 근섬유의 수가 증가하는 것이 아니고 근섬유 하나하나의 크기가 커지고 근육 내 모세혈관의 수가 증가하여 근육이 비대해지는 근비대(hypertrophy) 현상이 일어난다. 또한 운동을 지속적으로 하면 근력과 근지구력이 증대된다. 근력이란 근육이 최대 노력을 하고 있는 상태에서 발휘하는 힘의 크기를 말한다. 근력은 근력계 예를 들어 악력계로 측정하고 그 측정값으로 근력을 평가한다.

특히, 저항운동을 하면 더욱 악력이 증가하여 근력이 증대된다. 운동을 할 때는 근육의 끊임없는 수축과 이완 작용으로 우리는 운동을 수행할 수 있다. 또한 고강도 훈련을 통해 근육을 비대시킬 수 있으며, 오래달리기와 같은 지구력 운동은 근육 내 모세혈관의 농도를 증가시켜 근육계의 노화를 줄일 수 있다.

근육의 건강을 유지하는 것은 평생의 약속임을 기억해야 한다. 이런 지침을 따르면 근육계를 강력하고 기능적으로 유지할 수 있으며 나이가 들어도 부상을 덜 입을 수 있다. 새로운 운동이나 영양 프로그램을 시작하기 전에 근본적인 건강 상태나 우려 사항이 있는 경우에는 항상 전문가와 상담해야 한다. 근육은 성장기뿐만 아니라 왕성한 활동시기에 더욱 필요하므로 근육을 반드시 키워야 하고 노년기에도 건강을 유지할 수 있는 근력과 근지구력을 갖고 있어야 건강을 유지할 수 있다.

4) 골격계

골격계는 인체를 이루는 뼈와 연골을 말하고, 인체의 골격은 여러 기관들을 지지하거나 보호하는 역할을 한다. 운동은 골다공증, 관절염, 골관절염 등의 골격계 질환 발생 위험을 감소시키고, 노화로 인한 신체기능 감소를 예방한다. 운동 시 우리 인체는 많은 힘을 받게 되는데 골격계는 운동 시 충격을 버티게 해주며, 균형을 잘 잡을 수 있게 한다. 관절을 안정화시키는 역할도 수행한다.

골격의 건강을 유지하는 것은 평생의 약속임을 기억해야 한다. 균형 잡힌 식단, 규칙적인 운동 및 기타 건강한 라이프스타일 선택을 포함하는 전체적인 접근 방식을 채택하는 것이 중요하다. 이를 위해 전문가와 상담하여 특정 요구 사항과 위험 요소에 맞는 맞춤형 계획을 만들어서 자기의 건강을 유지하여야 한다.

5) 신경계

신경계는 뇌와 척수, 신경, 감각기관들을 포함하며 인체활동을 조절하고 통합한다. 운동학습능력과 관련하여 특정한 운동기술을 습득하는 과정은 대뇌피질의 전운동영역과 추체외로계가 큰 역할을 한다. 운동의 신경성 조절은 운동수행 과정에서 감각기능과 관련된 구심성계통과 운동기능과 관련된 원심성계통을 포함하는 말초신경계의 상호조절 과정에 의해 조절된다. 운동과 감각의 연결통로로서 외부로부터의 자극을 받아들이고 이를 통합제어 하면서 운동과 관련된 자극을 전달함으로써 최대운동능력, 적절한 기술의 발휘 등과 관련된 결정적인 조절기능을 수행한다. 자율신경계는 의도적인 움직임이 아닌 불수의적인 생리적 조절기능을 담당하는 것으로써 심방 및 혈관 운동조절, 호르몬 분비, 내장운동 등을 조절한다. 교감신경계와 부교감신경계로 나뉘는데 기본적으로 서로 반대되는 작용 운동 중에는 교감신경계가 심박수를 증가시키고 심장의 활동을 증가시키기 때문에 중요한 역할을 담당한다. 중추신경계는 전달된 정보를 비교하고 통합하여 체내 각 기관들의 기능을 조절하는 뇌와 척수로 구성되어 있고 신체 각 부위로부터 대뇌로 전달되는 정보는 말초신경계의 구심성계통을 통해 전달된다. 대뇌로부터 신체 각 부위로 명령을 내보내려는 것은 말초신경계의 원심성계통을 통해 전달된다. 운동 시에는 소뇌가 크게 작용하는데 이는 몸의 움직임을 부드럽게 하고, 자세와 평형을 유지하는 기능을 한다. 소뇌는 대뇌에서 몸을 움직이려는 계획이 세워질 때부터 대뇌와 정보를 주고받는다. 운동 중 소뇌는 척수, 신경을 통해 근육으로부터 전달받은 정보를 대뇌에 전달하고, 소뇌의 피드백을 받은 대뇌의 운동겉질은 운동 명령을 계속해서 재조정하며 운동을 미세하게 조절, 조화될 수 있게 만든다.

신경계의 개인 건강 사항은 다를 수 있으므로 개인의 건강에 따라 의료 전문가와 상담하고 신경계 건강에 대한 특정 문제를 해결하여 자기의 건강을 유지하여야 한다. 특히, 운동으로 신경계와 근육계의 원활한 조절능력을 키워야 나중에 운동을 잘 할 수 있는 무한한 잠재력을 갖게 된다.

6) 소화계

소화계는 음식을 섭취하고 분변으로 배설하는 기관들로 이루어져 있다. 운동은 배변의 규칙성을 유지하도록 한다. 미국보건복지부에서 권장한 신체활동량은 성인은 주당 최소 150분의 중강도 운동 혹은 주당 최소 75분의 고강도 운동에다가 일주일에 최소 2회 주요 근육 단위를 사용하는 근력운동을 진행할 것을 권고하고 있다. 또한, 운동은 대장의 혈류를 조절해 과민성대장증후군을 개선하는 효과가 있다. 하지만, 고강도의 운동은 대장 운동의 장애, 설사, 경련성 복통 등을 유발 할 수 있다. 때문에 평소 대장이 예민한 편이라면, 운동의 강도를 잘 조절하여 균형 있게 해주는 것이 중요하다. 운동 시 교감신경의 자극으로 소화관의 억제 작용이 나타나는데 이는 위장 운동 및 분비를 억제한다. 음식을 먹은 직후 달리기를 하면 옆구리가 아픈 증상이 나타나는데 이는 교감신경의 대표적인 소화 억제 작용 때문이다.

모든 사람의 소화계는 독특하므로 몸에 주의를 기울이고 그에 따른 습관을 조정하는 것이 필수적이다. 균형 잡힌 식단, 수분 공급 및 규칙적인 운동은 소화 건강을 증진하는데 큰 도움이 된다.

7) 내분비계

내분비계도 신경계와 마찬가지로 인체활동을 조절하고 통합하는 기능을 갖는다. 신경계와 내분비계는 서로 밀접하게 연관되어 있다. 내분비계는 호르몬을 생산하고 분비하여 다양한 인체 기능을 조절하고 통제하는 일군의 샘과 기관으로 뇌하수체, 갑상선, 부갑상선, 부신, 췌장, 성선이 있다. 이런 호르몬은 화학적으로 특별한 전달기능을 갖고 있다. 또한 어떤 운동자극에 반응하여 내분비선 세포에 의해 분비된 후 혈액을 통해 세포 활동이 인체 내의 관련 표적 기관으로 운반됨으로써 이들 각 표적 기관은 주어진 운동 자극에 대하여 적절한 반응을 하게 된다. 호르몬은 인체에서 신경계 다음으로 중요한 의사전달 기능을 지니고 있기 때문에 인체의 많은 기능을 조절하는 임무를 맡고 있으며 신경계와 함께 외부자극에 대하여 신속하게 반응하기 때문에 운동 상황에서 중요한 역할을 담당한다.

운동과 내분비계의 반응을 살펴보면, 성장호르몬은 뇌하수체 전엽에서 분비되며 운동시작 15~20분 이후에 증가하기 시작하여 지방조직에서 지방산의 동원에 관여하기 때문에 장시간 운동에 중요한 역할을 한다. 항이뇨호르몬은 뇌하수체 후엽에서 분비되며 운동으로 인해 다량의 체내 수분이 손실될 때 분비가 증가되어 체내 수분을 보존한다. 코티졸은 부신피질에서 분비되며 당 신생과 지방산 동원 촉진하는 역할을 갖고 있다. 부신피질에서 분비되는 에피네프린 등과 함께 심한 운동과 같은 스트레스 상황에 대응하는데 필수적인 역할을 한다. 알도스테론은 부신피질에서 분비되며 인체가 수분 손실로 탈수 상태가 될 때 분비가 촉진된다. 체내 수분이 부족해져 혈액의 삼투압 농도가 증가하면 내분비계는 항이뇨 호르몬의 분비를 증가시켜 체내 수분을 보존하도록 한다.

내분비계의 건강을 유지하는 것은 신진대사, 성장 및 호르몬 균형을 포함한 다양한 신체기능을 조절하는데 중요한 역할을 하기 때문에 전반적인 삶의 질에 매우 중요하다. 이와 같이 건강한 내분비계를 유지하는 것은 지속적인 과정이며 개인별로 다를 수 있다. 특정 건강 문제 및 목표에 맞는 개인처방 및 안내를 받으려면 의사와 상담하는 것이 중요하다.

8) 비뇨/배설계

비뇨계는 대사과정에서 생긴 노폐물을 제거하고 인체가 필요로 하는 물질을 재흡수하거나, 여분의 수분과 불필요한 물질을 배설하는 기능을 한다. 비뇨계 건강을 위해서는 코어가 좋아야 한다. 코어 강화를 통한 배뇨장애 개선, 성기능 향상을 위해 필라테스, 스트레칭, 골프 등을 추천한다. 평소에 운동을 통해 코어를 자극, 요실금에도 도움이 되고 자연스럽게 케겔운동이 되면서 자궁 탈출 예방, 배뇨·배변 조절, 요도 조절능력 향상에 도움이 된다. 격렬한 운동이 아니어도 방광 배뇨근 발달과 조루, 발기 부전 개선에도 효과가 있다. 운동 시 골격근에서 열이 발생하고 체온을 낮추기 위해 땀을 배출하게 된다. 이때 수분 손실량이 늘어나므로 체내 수분량 조절을 위해 항이뇨 호르몬이 분비되고 이는 수분 재흡수를 증가시켜 소변 생산을 억제한다.

비뇨기 및 배설계 건강을 유지하는 것은 전반적인 삶의 질에 매우 중요하다. 개인의 건강 요구 사항은 다를 수 있으므로 특정 상황에 따라 개인처방 및 권장 사항을 위해 의사와 상담하는 것이 중요하다. 혹 비정상적인 증상이 나타나면 즉시 치료를 받아야 한다.

9) 림프계(면역계)

림프계는 뇌와 척수, 신경, 감각기관들을 포함하며 인체 활동을 조절하고 통합한다. 운동은 면역체계의 유지에 중요한 영향을 끼친다. 지속적인 신체활동으로 면역체계를 강화시켜 감염성 질병에 대한 저항력을 향상시키고, 암 발생 위험을 감소시킨다. 생리학적 관점에서, 운동의 근육 조직이 마이오신(myosin)이라고 불리는 단백질을 생산한다는 사실과 관련이 있다. 마이오신은 염증을 줄이고 신체기능을 유지하는데 도움을 준다. 운동학적인 방면에서 활동적인 사람들은 비활동적인 사람보다 백신 접종에 반응하여 더 많은 항체를 생산한다. 운동은 또한 면역계의 약화에 기여할 수 있는 감염 및 기타 만성적인 조건으로부터 보호하는데 도움이 된다. 게다가, 운동은 행복 호르몬의 수치를 높여 스트레스와 걱정을 덜어준다. 이런 식으로, 운동은 병으로부터 회복하거나 병에 걸리는 것을 피하는데 중요한 좋은 기분을 유지하는 것을 도울 수 있다. 운동을 꾸준히 하게 되면 면역계의 세포 등이 탐식작용, 세포 융해 및 항균 작용을 효과적으로 수행하기 때문에 면역력이 증가하게 된다.

림프계의 건강을 유지하는 것은 면역 기능과 체액 균형에 중요한 역할을 하기 때문에 전반적인 삶의 질에 매우 중요하다. 림프계는 전반적인 건강과 밀접하게 연결되어 있으므로 건강한 식단, 규칙적인 운동, 스트레스 관리를 포함하여 삶의 질에 대한 전체적인 접근 방식을 채택하면 건강을 유지하는데 큰 도움이 된다. 림프계와 관련된 특정 우려 사항이나 의학적 상태가 있는 경우 의사와 상담하여 맞춤형 조언과 치료를 받는 것이 중요하다.

10) 생식계

생식계는 후손을 생산하기 위한 기관으로 남성의 생식계와 여성의 생식계로 구분된다. 신체활동은 혈액 순환을 촉진하고 대사를 활성화하여 생식기관의 건강을 도와준다. 또한, 영양가 있는 식품을 섭취하고 충분한 수분을 섭취하여 올바른 영양 공급과 체내 수분 균형을 유지해야 한다.

생식계의 건강을 유지하는 것은 전반적인 삶의 질에 매우 중요하며 다양한 건강 문제를 예방하는데 도움이 될 수 있다. 생식계 건강을 유지하는 것은 지속적인 과정이며 평생 동안 우선순위를 정하는 것이 중요하다. 생식계와 관련된 특정 우려 사항이나 의학적 상태가 있는 경우 의사와 상담하여 맞춤형 조언과 치료를 받는 것이 중요하다.

11) 피부계

피부계는 손상과 이물질로부터 체내 구조를 보호한다. 운동은 혈액 순환을 촉진하고 대사를 활성화하여 외피계의 건강을 도와준다. 운동 시 골격근의 대사량 증가로 열이 발생하게 되는데 이때 피부계에서는 체온 항상성 유지를 위해 열을 손실시키려고 한다. 체온이 오르면서 피부는 땀을 배출하게 되고 땀이 기화하면서 체온 손실을 하게 된다.

건강한 피부를 유지하려면 좋은 피부 관리, 균형 잡힌 식단, 적절한 수분 공급 및 건강한 생활 방식이 조화를 이루어야 한다. 운동은 혈액 순환의 촉진과 대사의 활성화로 인하여 땀 배출과 기화를 원활히 하게 되어 피부계의 건강을 유지하게 한다.

제3장
건강을 위한 운동유형

1. 유산소 운동

"건강을 위해 유산소 운동을 어떻게 해야 하나요?"

우리가 건강하게 생활하면서 운동을 지속하는 데는 에너지가 필요하다. 운동에 필요한 에너지를 생산하는 과정에서 산소를 이용한 에너지대사 과정이 동원되는 형태의 운동을 유산소 운동이라고 한다. 운동시간이 길고 비교적 강도가 낮을수록 유산소성 에너지 시스템이 주로 이용되며, 운동시간이 길어질수록 주요 에너지원은 탄수화물에서 지방으로 전환된다. 이러한 이유로, 유산소 운동은 지방 감소에 효과적이라고 알려져 있으며 장시간의 유산소 운동은 심폐기능의 향상에도 효과적이다. 대표적으로 조깅, 달리기, 줄넘기, 자전거타기, 수영, 에어로빅댄스 등이 유산소 운동으로 분류된다.

유산소 운동은 심박수를 높이고 숨을 더 거세게 만드는 모든 유형의 운동이다. 유산소 운동의 장점은 심장혈관계 건강 개선이다. 유산소 운동은 심장과 폐를 강화하여 전반적인 심장혈관계 건강을 향상시킨다. 또한 유산소 운동은 칼로리를 태우고 체중감량에 도움이 된다. 유산소 운동은 엔도르핀을 방출하여 기분을 개선하고 스트레스와 불안을 줄일 수 있다. 유산소 운동의 단점은 달리기와 같은 일부 유형의 유산소 운동은 무릎 관절에 무리가 갈 수 있다. 유산소 운동은 체중감량과 심장혈관계 건강 개선에 도움이 되지만 근력 운동만큼 근육을 키우지는 못한다. 근력 운동은 웨이트 리프팅이나 저항 밴드 사용과 같이 저항이 수반되는 모든 유형의 운동이다. 근력 운동의 장단점으로, 장점은 근력 증가이다. 근력 운동은 근육 생성을 도와 전반적인 건강을 개선하고 부상 위험을 줄일 수 있다. 근력 운동은 골밀도를 향상시켜 골다공증의 위험을 줄일 수 있다. 근육은 지방보다 더 많은 칼로리를 연소하므로 근력 운동을 통해 신진대사를 높이고 하루 종일 더 많은 칼로리를 소모할 수 있다. 단점은 근력 운동을 할 때 필요한 장비가 있어야 한다. 근력 운동에는 일반적으로 비용이 많이 들고 공간을 차지할 수 있는 장비가 필요하다. 또한 자칫 잘못하면 잘못된 자세로 인해 부상을 초래할 수도 있다. 근력 운동은 자의식을 느끼거나 올바른 자세에 대해 확신이 없는 초보자에게 자칫하면 위협적일 수 있다. 이와 같은 근력 운동을 근력과 근지구력을 향상시킬 수 있는 헬스기구를 이용하여, 최대반복횟수 10회 이상 운동강도로 30분 이상을 연속적으로 한다면, 운동 시에 유산소성 에너지 시스템을 사용하는 비중이 높아서 유산소 운동에 해당된다.

결론적으로 유산소 운동은 유산소성 에너지 시스템을 사용하는 운동으로 심폐기능을 향상시키는 운동에 속한다. 그래서 우리는 심장과 폐의 기능을 향상시키기 위해 유산소 운동을 반드시 하여야 한다. 유산소 운동의 운동처방으로, 대표적인 조깅 혹은 달리기와 같은 운동유형을, 적어도 30분 이상에서 60분 정도의 운동시간으로, 항상 땀이 날수 있는 운동강도로, 주당 3일 이상의 운동빈도로 하여야 유산소 운동의 효과를 얻을 수 있다. 따라서 유산소 운동은 우리의 성장과정뿐만 아니라 성인이 되고 노년단계에 접어들수록 특히, 심폐기능의 향상과 원활한 혈액순환을 위해서 더욱 열심히 하여야 우리의 건강을 유지·증진시킬 수 있다.

2. 무산소 운동

"건강을 위해 무산소 운동을 어떻게 해야 하나요?"

운동을 지속하는데 필요한 에너지를 생산하는 과정에서 산소가 필요 없는 에너지 대사과정이 동원되는 형태의 운동을 무산소 운동이라고 한다. 산소 대신 근육 속에 저장되어 있는 탄수화물 저장 형태인 글리코겐을 주요 에너지원으로 사용하여 고에너지 화합물인 아데노신 삼인산(adenosine triphosphate, ATP)을 생성함으로써 에너지를 공급한다. 이러한 ATP의 양은 제한적이기 때문에 100m 달리기나 역도와 같이 30초 이내의 짧은 시간 내에 최대의 힘을 발휘해야 하는 고강도의 운동이 무산소 운동으로 분류된다.

대부분 운동 시에는 유산소와 무산소 에너지 생산 시스템이 혼합되어 사용되지만, 각 운동마다 주로 사용하는 경로가 있고, 어떤 경로를 주로 이용하느냐에 따라 편의상 그 운동을 유산소 운동이나 무산소 운동으로 분류한다. 하지만 같은 종목이라도 운동의 강도에 따라, 또는 하는 사람의 운동능력에 따라 유산소가 될 수도 있고 무산소가 될 수도 있다. 달리기의 경우, 속도가 낮은 상태에서는 유산소 운동이지만 속도를 높여 근육에 충분한 산소를 공급할 수 없는 상황이 된다면 그것은 유산소 운동에서 무산소 운동으로 넘어간 것이다. 그래서 달리기는 유산소 운동으로 분류되지만 100m 달리기 같은 전력질주는 무산소 운동이 된다. 피곤감이 없이 덤벨을 20분 넘게 쉬지 않고 지속적으로 들 수 있다면, 그 사람에게 그 무게의 덤벨 운동은 무산소 운동보다는 유산소 운동이 된다고 할 수 있다. 유산소 운동의 장점은 장시간 지속적으로 할 수 있고 체지방을 감소시키며 폐와 심장의 기능이 개선된다는 데 있다. 무산소 운동은 근육의 크기와 힘을 키우고 순발력을 증가시킨다. 또한 몸을 탄탄하게 하며 탄력적으로 보일 수 있게 한다. 결국 건강을 위해서는 자신에게 맞는 강도의 운동을 선택하는 것이 중요하며, 무산소 운동과 유산소 운동의 적절한 분배가 필요하다.

　자신에게 맞는 운동유형을 선택하는 것은 개인의 선호도와 운동 목표에 따라 다르다. 유산소 운동은 심장혈관계 건강 개선에 좋고, 근력운동은 근육 형성에 탁월하며, 유연성 운동은 관절 가동성 향상에 도움이 된다. 어떤 유형의 운동을 선택하든 부상을 방지하려면 천천히 시작하여 점차적으로 강화하는 것이 중요하다. 특히 건강 상태나 우려 사항이 있는 경우 새로운 운동을 시작하기 전에 전문가와 꼭 상담하는 것이 좋다. 어떤 운동이든 운동을 하지 않는 것보다 낫다는 점을 꼭 기억하면서 천천히 좋아하는 유형을 찾아 꾸준히 운동하면, 신체활동의 많은 장점을 얻을 수 있어 자기의 건강을 최상으로 유지·증진시킬 수 있다. 결론적으로 우리는 성장기와 젊었을 때는 유산소 운동뿐만 아니라 무산소 운동을 반드시 하여야 하고, 성인이 되고 노년기로 접어들수록 무산소 운동보다는 유산소 운동 위주로 하여 우리의 심장혈관계 건강을 유지·증진하여야 한다.

제4장
최상의 건강을 위한 운동처방

1. 운동처방이란?

"최상의 건강을 유지하는 운동처방을 아시나요?"

만성적인 운동부족은 다양한 질병 발병의 원인이 되기 때문에 현대인에게 운동은 삶의 질의 향상을 위해 중요한 부분을 차지한다. 운동은 단순히 여가나 취미로써 실시하는 것이 아니라 운동부족병의 예방과 치료 그리고 건강과 체력의 유지·증진을 위한 최상의 방법 중 하나로 인식되고 있다. 그러나 운동의 많은 이점에도 불구하고 잘못된 운동처방 방법은 오히려 건강상의 상해나 질병을 가져올 수 있다.

따라서 운동처방에 있어 과학적 연구에 의한 올바른 운동처방에 대한 지식을 갖추어야 할 것이다.

1) 운동처방의 의의

운동처방(exercise prescription)이란 용어가 사용된 것은 BC

460~377년경 히포크라테스가 운동을 치료의 목적으로 사용하면서 시작되었고 의학에서 약의 처방이라는 의미에서 유래를 찾아볼 수 있겠다. 예를 들어 어떤 병으로 병원을 찾았을 때, 먼저 전문의가 여러 가지 검사를 통하여 병을 진단하고, 병의 종류와 상태에 따라 약을 처방하는 것처럼 운동처방은 개인 건강과 체력 정도에 따라 적절한 수준의 운동을 효과적이고 안전하게 실시할 수 있는 방법을 제시하고, 과학적인 방법을 통해 개인의 건강상태와 체력수준에 맞는 운동을 선택해서 규칙적으로 실시하도록 유도하는 방법이다. 즉, 운동의 강도. 시간, 빈도, 형태 등을 적절하게 처방하여 질병의 예방과 치료를 돕도록 하는 것이다.

현대사회에서 생활의 편리함, 산업의 자동화, 기계화로 인하여 만성적인 운동부족은 다양한 질병의 원인이 되고 있어 운동의 중요성은 높아지고 있다. 최근 운동생리학과 스포츠의학 등의 운동과학자들은 운동은 약과 마찬가지로 여러 성인병 예방과 치료의 효과를 많은 연구에서 입증하고 있다. 또한 많은 운동방법의 고안으로 큰 진보를 보이고 있으며 그 학문적 논리를 정립하여 운동처방이라는 새로운 학문 영역이 개척되어 발전하고 있다.

현재 종합병원 스포츠의학센터와 대학 운동처방센터는 물론 지역 보건소를 통한 운동처방의 확산은 '운동도 처방시대', '운동처방 인기 짱' 등의 언론보도 등을 통해서도 쉽게 접할 수 있으며 자신의 건강과 몸에 맞는 운동처방에 대한 요구는 일반화되어 가고 있다.

이러한 사실에 입각해서 운동형태, 운동강도, 운동시간 및 운동빈도를 조합시켜서 개개인의 건강이나 체력을 안전하고 동시에 유효하게 향상시키기 위한 운동처방의 작성이 필요하게 된 것이다. 따라서 만성적인 운동부족은 다양한 질병의 원인이 된다는 것은 주지의 사실이고 현대인의 운동에 대한 관점이 달라졌다.

2) 운동처방의 일반적 원리

병을 치료하기 위하여 약의 정확한 복용량이 있듯이 체력이나 신체활동의 효과를 극대화하기 위해서는 과학적인 원리에 따른 트레이닝 방법을 이용해야 한다.

트레이닝은 그 목적에 따라 여러 가지 운동 스트레스를 부과하는 방법이 적용되어야 하고 또 운동선수든 일반인이든 실제의 트레이닝에서는 실시자의 연령, 체력수준, 경기력의 수준, 또는 효과의 정도를 늘 확인하면서 실시하는 것이 반드시 필요하며 트레이닝을 안전하고 효과적으로 수행하기 위해서는 트레이닝 원리에 입각할 필요가 있다.

(1) 과부하 원리(principle of overload)

생체의 많은 기능은 주어진 자극의 강도에 적응하여 변화하므로 자극이 적당하게 강하면 기능이 높게 되고, 낮으면 기능이 저하한다. 따라서 과부하 원리는 체력을 유지·증진시키기 위해서나 건강의 이점을 얻기 위해 모든 신체활동이나 운동을 '평소보다 더 많이' 해야 한다는 것을 말한다. 이것은 체력의 유효성을 설명하는 것으로서 예를 들면, 근육을 강화시키기 위해서는 평소보다 더 무거운 것으로 해야 하고 유연성을 증가시키기 위해서도 평소보다 더 길게 뻗어야 하듯이 모든 신체활동과 운동의 새로운 적응을 위해 가장 기본이 되는 원리이다.

일반적으로 적용하는 과부하의 5가지 기준은 다음과 같다.

① 부하강도 : 어느 정도 무게로 트레이닝 할까?
② 반복횟수 : 연속해서 몇 회 반복해서 할까?
③ 인터벌 시간 : 세트 간의 휴식을 어느 정도로 할까?
④ 트레이닝 용량 : 합계 몇 세트로 할까?
⑤ 트레이닝 빈도 : 1주일에 며칠 트레이닝 할까?

이러한 트레이닝의 과부하는 신체 스트레스에 대한 내성이 증가하고 운동능력이 개선되지만 이러한 적응 현상은 운동부하 정도에 따라 다르다. 실질적으로 많은 코치와 운동선수들은 운동부하를 증가시키면 더 많은 트레이닝 효과를 얻을 것이라고 오해하고 있다. 일반적으로 운동부하가 부족하면 트레이닝 효과가 적고, 또 개인의 적응력을 넘어선 과부하 트레이닝은 과도훈련 증후군이나 훈련 상해와 질환을 유발할 수 있다. 트레이닝 부하에 적응해 가는 속도는 개인에 따라 다르기 때문에 적절한 트레이닝 과부하를 적용해야 할 것이다.

(2) 점진성 원리(principle of progression)

트레이닝에 의한 신체적응은 운동강도, 빈도, 시간의 점진적인 증가와 일반적인 것에서 특정적인 것으로, 부분적인 것에서 복합적인 것으로, 양적인 것에서 질적인 것으로 전진해야만 적응이 이루어진다. 체력을 효과적이고 안전하게 증진시키기 위해서는 과부하를 단숨에 증가시키는 것보다는 점진적으로 증가시켜야 한다. 이 원리에 충실하지 않으면 상해 또는 과도한 통증과 질병을 입게 된다. 통상적으로 운동 후에 약간의 불편함이나 피로는 있을 수 있지만 통증을 느낄 정도의 운동은 피하는 것이 좋다. 트레이닝의 가장 큰 효과는 운동기간 동안 점진적으로 부하를 증진시키는 것이다. 따라서 신체반응에 대한 적응력을 높이기 위해서는 개인의 신체적 능력과 조건에 따라 다르지만 초기단계, 향상단계, 유지단계로 나누어 점진적으로 운동강도, 빈도, 시간을 증가시켜야 한다.

(3) 개별성 원리(principle of individuality)

트레이닝에 대한 신체의 적응은 유전, 나이, 성격, 성별, 체질, 생활습관, 현재의 체력과 건강상태, 그리고 여러 가지 인자에 의해 다르게 나타난다. 따라서 트레이닝의 방법은 개개인의 특성에 따라 개별적으로 계획되어야 한다.

남성은 사춘기 초기에서 말기까지 테스토스테론의 급격한 증가로 뼈의 형성과 근육량이 증가되고 여성은 에스트로겐의 증가로 골반을 넓게 하고 유방 발달을 자극하고 지방의 축적을 증가시킨다. 이러한 연령에 따른 생리적인 남녀의 차이는 트레이닝에 대한 신체 적응이 다르게 나타나게 한다. 따라서 개개인의 특성에 따라 트레이닝 방법은 개별적으로 처방되어야 할 것이다.

(4) 특이성 원리(principle of specificity)

체력은 수행하고 있는 신체활동 자극의 형태에 따라 특이하다. 예를 들면 근력강화 운동은 전신지구력 증진에는 별 효과가 없고, 스트레칭 운동은 신체구성에 도움이 되지 않는 것을 의미한다. 과부하 역시 신체 부위에 따라 특이하다. 예를 들면 다리 운동은 다리를, 팔 운동은 팔만 강화시킨다. 또 체조선수는 상체 근력이 좋으나 하체 근력이 약하고, 축구선수는 하체 근력이 좋으나 반대로 상체 근력이 약하게 된다.

특이성은 특정한 신체활동을 위해 준비운동, 본 운동, 정리운동 프로그램을 작성할 때 중요하므로 실제 신체활동과 아주 유사한 것을 트레이닝에 이용하는 것이 효과적이다. 즉, 포환던지기를 수행하기 위해서는 팔 근육 강화만으로는 부족하며 포환던지기 시에 이용되는 모든 근육에 과부하를 적용해야 한다. 따라서 트레이닝의 특이성을 잘 이해하여 그 목적에 맞는 트레이닝 방법이 처방되어야 한다.

(5) 가역성 원리(principle of reversibility)
가역성 원리는 기본적으로 과부하 원리의 반대로서 과부하에 의해 획득된 여러 가지 이점은 과부하가 지속되는 동안에만 유지된다. 즉 사용하지 않으면 잃어버리게 되는데 간혹 체력이나 건강을 성취하면 그것이 영원히 지속하는 것으로 착각하는 사람이 있다. 따라서 규칙적인 신체활동을 하지 않거나 간격이 너무 길면 획득된 모든 이점은 점차 사라지게 될 것이다.

3) 운동처방의 조건 및 구성 요소

운동처방의 기본 조건은 먼저 운동 유효한계로서 운동이 건강이나 체력향상에 효과가 있어야 한다는 것이다. 즉, 운동 시 운동강도가 너무 낮으면 신체에 반응이 적어 체력이나 건강에 효과가 없다. 반대로 운동 시 발생할 수 있는 사고와 건강 상의 장애에 대한 안정성이 있어야 한다. 이것은 안전한계로 운동강도가 너무 높으면 신체가 반응에 적응하지 못하여 신체장애로 부상을 초래하게 된다. 따라서 유효한계와 안전한계 사이에서 적절한 운동처방을 해야 하는 것이 운동처방의 기본 조건이다.
이와 같이 운동처방의 기본 조건을 기초로 각 개인의 체력과 건강 향상을 위한 적절한 분량을 처방해야 한다. 이에 따른 운동처방 구성요소는 운동형태, 운동강도, 운동빈도, 운동시간, 운동기간 등이 있다.

(1) 운동형태(type, mode)

'어떤 종류의 운동을 처방할 것인가?'의 내용으로 특수성의 원리에 따라 운동효과는 실시한 운동의 형태에 따라 다르게 나타난다.

운동형태의 결정에 있어서는 운동의 목적이 우선적으로 고려되어야 한다. 예를 들어, 호흡순환계 강화를 목적으로 할 경우에는 유산소 운동이 적합하며, 근력 증강이 목적인 경우에는 저항운동을 실시하는 것이 바람직하다. 또, 신체구성을 개선시키기 위해서는 유산소 운동과 저항운동을, 골질량을 개선시키기 위해서는 체중부하 유산소 운동과 저항운동을 병행해야 한다. 이외에도 생활습관병의 치료와 예방, 생활운동 등도 추구하는 운동목적에 따라 운동형태 또는 종목이 선택되어야 한다.

(2) 운동강도(intensity)

'얼마나 힘들게, 가볍게 처방할 것인가?'의 내용으로 운동목적과 운동종류에 따라 적절한 운동강도가 제시되어야 한다.

운동처방의 가장 중요한 요건으로 일정시간 내에 수행한 운동량을 의미하고 이에 따른 생리·대사적 반응도 변한다. 따라서 단위시간 당 수행한 운동량이 많으면 많을수록 운동강도는 더 커지고 생리·대사적 부담도 커지게 된다.

초기 운동강도는 운동목적, 연령, 운동능력, 흥미, 체력수준 등에 따라 달라지는데 유산소 운동에는 산소섭취량과 심박수를 이용하여 여유심박수(heart rate reserve, HRR)나 여유산소섭취량($VO_2Reserve, VO_2R$), METs(metabolic equivalents)를, 저항운동은 1RM(repetition maximum)을 이용하여 3~20RM을 활용한다. 유연성 운동은 당김 정도를 활용하여 강도를 조절한다.

그리고 주관적 운동강도로 알려진 운동 자각도(rating of perceived exertion, RPE)는 모든 운동형태에서 빈번히 사용된다.

(3) 운동빈도(frequency)

'얼마나 자주 운동을 할 것인가?'에 대한 내용으로 처방된 운동을 1주일 동안에 실시한 총 횟수를 의미한다.

운동빈도는 1회 운동강도와 운동시간, 운동목표와 흥미, 시간 제약 등에 의해서 영향을 받는다. 운동목적과 대상자의 특성에 따라 운동빈도가 설정되어야 하며, 운동처방에서는 주당 운동빈도를 처방하는 것이 일반적이지만 대상의 특성에 따라 하루당 운동빈도를 처방하기도 한다. 일반적으로 주 3회 격일로 운동한다면 운동성 피로를 누적시키지 않고 건강체력 요소를 개선시킬 수 있는 최소한의 운동빈도라고 볼 수 있다.

(4) 운동지속시간(duration)

정해진 운동강도로 '얼마나 오래 운동을 지속할 것인가?'의 양적 요건으로 운동강도와 반비례한다. 운동강도가 높아질수록 운동시간은 짧아진다. 또한 대상자의 체력이나 건강상태, 운동능력, 운동목표 등에 의해서도 변한다.

유산소 운동에서는 '몇 분간 운동을 지속하느냐'에 대한 내용이고 저항운동에서는 '몇 회 반복하느냐'에 대한 내용이다. 그리고 스트레칭에서는 '몇 초간 유지하느냐'에 대한 내용이다. 이런 운동지속시간은 운동효과에 크게 영향을 미치므로 잘 유지하는 것이 중요하다

(5) 운동기간(period)

'얼마나 길게 운동할 것인가?' 운동의 효과를 고려하기 위한 운동기간을 의미하며 재처방시기 즉, 건강검진과 체력측정의 시기를 제시하는 내용이다. 그리고 과부하의 원리와 점진적 부하의 원칙을 적용하기 위한 운동처방의 조건이기도 하다. 운동은 규칙적으로 길게 해야만 운동효과를 장기적으로 얻을 수 있다.

(6) 운동의 즐거움(enjoy)

운동처방 조건 5가지와 함께 최근 제시된 내용으로 '즐겁지 않으면 효과도 없다' 는 것이다. 과거 스포츠현장에서 'no pain, no gain'이라는 구호 아래 고통이 수반된 운동을 실시하였으나 이는 지속적인 운동 참여보다는 운동중단이 빈번해지고 그 효과도 반감되는 원인이 되기도 한다.

운동 중의 고통은 상해의 전조임을 고려해야 한다. 최근의 경향은 즐거움이 동반된 운동을 추구하고 있다. 최대 운동효과와 지속적인 운동 생활화를 위해 즐길 수 있는 운동 선택이 중요한 조건 중의 하나이다.

2. 최고 적절한 운동은?

" 나에게 알맞은 최적의 운동은 무엇일까요? "

이제 운동처방에 관한 이론을 충분히 이해했으면 우리들에게 건강을 증진시키고 유지시키는 운동은 무엇인지를 알아보도록 한다. 수많은 신체활동과 운동이 건강상 많은 이점이 있다는 증거가 빠르게 계속해서 도출됨에 따라 운동관련체력보다는 건강관련체력에 초점을 두고 있다. 건강관련체력의 구성요소는 심폐지구력, 근력과 근지구력, 유연성, 신체구성으로 건강과 밀접하게 관련되어 있고, 매일 활기차게 신체활동을 수행하는 능력으로 정의된다. 우리가 신체활동이 늘 부족해서 생길 수 있는 만성 성인병으로 운동부족병(hypokinetic disease)이 조기에 발병될 위험성이 크다. 대표적으로 대사증후군이라고 알려진 고혈압, 당뇨병, 고지혈증, 복부비만 등이 있다. 이런 건강관련체력은 질병예방 및 건강증진과 관련이 깊으며 규칙적인 신체활동과 운동을 통해 건강관련체력은 크게 변화될 수 있다.

이와 같은 건강관련체력은 건강을 유지·증진시키는 데는 절대적으로 필요하다. 누구나 건강관련체력에 관심을 두어야 한다. 그래서 여기에서는 자기의 건강관련체력 증진과 유지를 위해서 어떤 운동이 최고로 적절한 운동인지에 관해 논하고 건강관련체력의 구성요소를 강화시키는데 초점을 둔다.

1) 건강관련체력 검사의 목적

체력측정은 질병예방과 재활운동프로그램에서 가장 일반적으로 실시하는 절차이다. 이런 프로그램에서 건강관련체력 검사의 목적은 다음과 같다.
- 참가자들에게 건강관련체력 표준치와 성별 및 연령별 기준치와 비교하여 참가자 자신의 건강관련체력 상태에 대해 교육시키기 위해서
- 전반적인 체력 구성요소에 중점을 두어 운동처방을 개발하는 데 도움이 되는 자료를 제공하기 위해서
- 운동프로그램 참가자들의 향상 정도를 평가할 기본 자료와 추적검사 자료를 수집하기 위해서
- 달성 가능한 적절한 체력의 목표를 설정함으로써 참가자들에게 동기를 유발시키기 위해서
- 심장혈관계 위험 등급을 분류하기 위해서

2) 건강관련체력 검사의 기본원리와 지침

모든 검사 전 지시사항은 검사실에 도착하기 전에 제공되고 지켜져야 한다. 건강관련체력검사 전에 검사 대상자의 안전과 편의를 보장하기 위해서는 특정 조치들을 취해야 한다.
피검사자가 검사실에 도착하기 전에 수행되어야 할 사항들은 다음과 같다.
- 검사 과정에 필요한 모든 서식, 기록지, 표, 그래프, 기타 검사지 모두가 구성되어 있는지, 검사를 운영하는 데 유용한지 확인한다.
- 메트로놈, 사이클에르고미터, 트레드밀, 혈압계, 피하지방측정기 등 모든 장비는 정확성을 위해 최소한 한 달에 한 번은 보정한다.
- 검사는 동일 근육군의 반복 사용으로 인해 스트레스가 발

생하지 않도록 정해진 순서대로 장비를 배열한다.
- 고지 동의서를 준비한다.
- 검사실의 온도는 20~22℃, 습도는 60% 이하로 유지한다.

여러 가지 검사를 수행할 때 어떤 체력 요소를 평가하느냐에 따라 달라지기 때문에 검사 시기의 편성이 매우 중요하다. 심박수, 혈압, 신장, 체중, 신체구성은 반드시 안정 시에 우선적으로 측정해야 한다. 전체 체력요소를 한 번에 평가할 때 안정 시 측정은 심폐지구력, 근력과 근지구력, 유연성 순서로 검사해야 한다. 근력을 평가한 후 심박수가 올라가 있는 상태에서 심폐지구력을 검사하면 부정확하게 나올 수 있다. 특히 심박수를 이용하여 유산소성 체력을 예측하면 정확하지 않은 심폐지구력 결과가 나올 수 있다. 또한 심폐지구력 검사 후 몇 분이 지난 상태에서 생체전기저항분석법(BIA)을 이용하여 신체구성을 측정할 때도 영향을 미칠 수 있다. 심박수를 낮추는 베타차단제와 같은 특정 약물은 체력검사에 영향을 줄 수 있기 때문에 약물복용 여부 등을 확인해야 한다.

검사의 타당성과 신뢰성을 위해서는 검사 환경이 중요하다. 검사에 대한 불안감, 정서문제, 위장 내 음식물, 방광 팽만감, 검사실 온도 및 환기는 가능한 한 잘 관리되고 조절되어야 한다. 불안감을 최소화하기 위해서는 검사 절차를 적절히 설명해야 하고, 검사 환경은 조용하고 비공개적이어야 한다. 이러한 것들은 사소한 것이라고 여길 수도 있으나 타당성과 신뢰성 있는 결과를 얻기 위해서 중요하다.

3) 심폐지구력 향상을 위한 운동처방

(1) 운동효과

심폐기능은 순환계와 호흡계의 협동적인 기능으로 신체활동을 하는 동안 산소와 영양분이 풍부한 혈액을 수축하는 근육으로 공급하고, 조직으로부터 노폐물을 제거하는 능력으로, 실질적인 의미로 심폐기능은 심폐지구력으로 오랜 시간 피로를 느끼지 않고 활발한 신체활동을 실행할 수 있는 능력이라 하겠다.

심폐체력 향상을 위해 계획된 모든 형태의 저강도 장시간의 유산소 운동(걷기, 달리기, 자전거타기, 수영 등)은 에너지 소비량을 증가시켜 체지방을 감소시키고, 심장혈관 질환의 위험성을 감소시킬 뿐만 아니라 심장마비에 의한 사망률을 줄이며, 모든 병인에서 사망률의 감소에 효과적이라는 것이 증명되어, 많은 운동과학자들은 심폐지구력을 건강관련체력 요소 중에 신체구성보다 더 중요한 구성요소의 하나로 생각한다. 심폐지구력의 수준이 높은 사람은 그렇지 못한 사람보다 건강과 관련하여 많은 이점이 있는데 그 핵심적인 것은 심장질환의 발병 위험성이 낮고, 수명이 길며, 당뇨병 발병 위험성 감소, 혈압 저하, 뼈의 밀도 증가 등의 이점이 있다.

심폐지구력의 향상에 따른 또 다른 긍정적인 이점은 다음과 같다.

- 작업과 신체활동에 이용될 수 있는 에너지가 증가하여 피로 없이 더 많은 작업이나 신체활동을 수행할 수 있다.
- 체중조절로 외모를 보기 좋게 만들어 자긍심을 향상시킨다.
- 양질의 수면을 취하므로 정신적 회복이 빠르다.
- 신체활동은 근육에서 산소와 영양소의 요구량을 증가시키게

하므로 심폐계가 더 많은 작용을 하게 만든다. 따라서 계속적인 신체활동을 유지하기 위해 심폐계가 이러한 요구량을 충족시킬 수 있도록 적응된다.

심폐기능의 수행능력은 호흡계, 심장혈관계, 근·골격계의 기능적 상태에 따라 달라진다. 일시적인 유산소 운동에 대한 심폐기능의 반응은 심박출량 증가, 1회 박출량 증가, 심박수 증가, 산소섭취량 증가, 수축기혈압 증가, 운동근에 대한 혈류의 증가, 이완기혈압의 감소 등의 현상을 만들어 낸다. 유산소 운동의 자극이 규칙적이고 장기적으로 일어나면 인체 조직이 항상성을 유지하기 위하여 반응하고 적응하게 된다.

최대심박출량과 관련된 최대산소섭취량에 관한 적응은 약 6~10개월의 기간 내에 달성되며, 그 후의 유산소성 지구력 수행의 변화는 에너지 효율성과 무산소성 대사의 변화와 관련이 있다. 이런 대사의 변화는 호흡 능력의 증가와 최대하 운동 시 혈관내 낮은 젖산 농도, 미토콘드리아와 모세혈관 밀도의 증가, 효소 활동의 향상을 의미한다. 비록 유산소성 지구력 운동으로 최대산소섭취량의 향상은 매년 증가하지 않지만 운동수행 시 산소 효율성은 향상될 것이다.

(2) 측정 및 평가

심폐지구력을 측정하기 위한 방법에는 실험실에서 수행 가능한 최대운동부하검사와 최대하운동부하검사 그리고 실험실 밖에서 실시 가능한 필드검사가 있다.

① 필드 테스트

필드검사는 안정성과 경제성의 이유로 실시되고 있으나 심혈관계 질환자와 근·골격계 질환자 등의 고위험군에게는 적합하지 않을 수도 있다. 필드검사에는 일정거리를 완주한 시간과 일정시간에 최대 주행거리를 검사하는 것으로 관리 비용이 들지 않고 비교적 쉬운 검사 방법으로 많은 대상자들을 검사할 수 있는 이상적인 방법이다.

- 쿠퍼(Cooper) 12분 달리기 테스트

쿠퍼 박사에 의해 12분 달리기 테스트로 걷거나 달리기 또는 혼합하여 12분간 최대 거리를 주행한 것을 m로 표시한다. 주행한 거리로부터 최대산소섭취량(VO_2max) 산출 공식은 다음과 같다.

$$VO_2max(ml/kg/min) = [거리(m) - 504.9] / 44.73$$

(3) 운동처방

심폐지구력은 대근육군을 반복해서 지속적으로 장시간 사용하며 최대한으로 유산소 에너지를 생산하는 능력을 의미하며, 운동수행능력은 호흡계, 심장혈관계, 골격계의 기능적 상태에 따라 달라진다.

① 운동형태

초기 단계의 운동형태는 운동강도를 지속적으로 유지할 수 있고 기술이 크게 필요로 하지 않는 것이 좋다. 예를 들면 실내자전거, 조깅, 걷기, 달리기 등이 있다. 체력과 기술의 향상에 따라 소비되는 에너지 수준도 높아지는 수영, 에어로빅댄스, 등산 등을 선택하는 것이 좋다. 이런 형태의 신체활동은 초기단계나 향상단계에 있는 대상자에게 적합하며, 유지단계에서도 운동강도나 운동시간 등을 조절하여 활용할 수 있다. 체력과 기술이 향상되면 라켓볼이나 농구, 배구 등의 스포츠 활동을 선택하면 즐거움이 배가될 수 있다. 그러나 강도가 높기 때문에 다소 위험성이 있거나 증상을 보이는 참가자에게는 경쟁 요소를 지나치게 강조하지 않도록 하는 것이 필요하다. 운동형태의 처방에서 염두에 두어야 할 것은 운동강도를 쉽게 높일 수 있어야 하고 운동 과부하를 시기적절하게 부과할 수 있는 것이어야 한다는 점이다.

심폐지구력 운동형태(ACSM, 2010)

형태	I형	II형	III형
종목	실내 자전거 조깅 달리기 걷기 노 젓기 계단 오르기 실내 노르딕스키 승마 모의 암벽타기	에어로빅댄스 스텝에어로빅 도로 자전거 등산 인라인 스케이팅 실외 노르딕스키 줄넘기 수영 아쿠아 에어로빅	농구 포크댄싱 핸드볼 라켓 스포츠 배구 서킷 트레이닝

② 운동강도

중강도(40%~<60%HRR, VO_2R)에서 고강도(60%~<90%HRR, VO_2R) 유산소 운동은 대부분의 성인들에게 추천되고, 저강도(30%~<40%HRR, VO_2R)에서 중강도 유산소 운동은 건강이 좋지 않은 사람들에게 적당하다. 인터벌 트레이닝은 전체 운동량과 운동기간 동안 수행된 평균 운동강도를 증가시키는 효과적인 방법일 수도 있으며 성인들에게는 효과가 있다.

운동강도 설정 방법에는 산소섭취량(VO_2)과 심박수(HR), 운동자각도(RPE)를 이용한다. 특히, VO_2과 HR을 이용한 운동강도는 다른 운동강도 처방법보다 신체활동 중 에너지 소비율을 보다 정확하게 반영한다. 이러한 이유 때문에, 운동강도 처방시 이 처방법을 주로 이용하고 있다.

구체적인 내용은 다음과 같다.

- VO_2를 이용한 운동강도 처방

운동부하검사를 통해 최대산소섭취량(VO_2max)를 평가하고, 이를 이용해 운동강도 범위를 결정한다. %VO_2max를 이용한 방법은 대상자의 체력수준에 따라 결정된다.

첫째, %VO_2max에 근거한 방법이다. 예를 들면 A씨의 VO_2max가 30ml/kg/min로 측정되었고, 운동강도를 70~80%VO_2max로 정했다면, 목표 VO_2는 다음의 공식으로 구할 수 있다.

목표 VO_2	= VO_2max × 운동강도
70%VO_2max	= 30 × 0.7 = 21ml/kg/min
80%VO_2max	= 30 × 0.8 = 24ml/kg/min
∴ 목표 VO_2 ⇒ 21~24ml/kg/min	

둘째, %VO_2R을 이용한 방법이다. VO_2R은 VO_2max에서 VO_2rest를 제한 값이다. VO_2rest는 3.5ml/kg/min이며, 운동강도를 50~60%VO_2R로 정했다면, 목표 VO_2 산출공식은 다음과 같다.

목표 VO_2	= (VO_2max-VO_2rest) × (운동강도) + VO_2rest
50%VO_2R	= (30-3.5) × 0.50 + 3.5 = 16.8ml/kg/min
60%VO_2R	= (30-3.5) × 0.60 + 3.5 = 19.4ml/kg/min
∴ 목표 VO_2 ⇒ 17~20ml/kg/min	

■ 심박수를 이용한 운동강도 처방

심박수에 의한 운동강도의 설정은 운동 중 심박수 반응과 운동강도 사이에 선형적인 관계가 성립한다는 운동생리학적 이론을 근거로 한 것이다. 운동 시 실제 심박수는 처방된 심박수보다 위에 있거나 아래에 있을 수 있다. 목표심박수는 처방된 범위의 중간지점에 가깝도록 평균심박수를 유지하는데 중점을 두어야 한다.

이전에는 최대심박수(HRmax)를 예측하기 위해서 '220 - 나이' 공식이 이용된다. 이 공식은 단순해서 이용하기 용이하나 변화율이 높다(40세 미만일 때는 과소평가, 40세 이상일 때는 과대평가 됨). 최근에 HRmax를 보다 정확하게 예측할 수 있는 방법은 아래 표와 같다.

예측 HRmax를 위해 일반적으로 사용되는 공식(ACSM, 2014)

저자	공식	대상자
Fox	HRmax = 220-나이	남녀 적은 집단
Astrand	HRmax = 216.6-(0.84×나이)	4~34세의 남녀
Tanaka	HRmax = 208-(0.7×나이)	건강한 남녀
Gellish	HRmax = 207-(0.7×나이)	광범위한 나이와 체력수준을 가진 성인체력 프로그램에 참가한 남녀
Gulati	HRmax = 206-(0.88×나이)	스트레스 테스트에 참여한 남녀

목표심박수를 결정하는 방법은 다음과 같다.

첫째, %HRmax을 이용한 방법이다. 예를 들면 A씨의 나이가 20세일 때, 운동강도를 70~80%HRmax로 정했다면, Gellish의 목표심박수 산출공식은 다음과 같다.

목표심박수	= [207-(0.7×나이)]×운동강도
70%HRmax	= [207-(0.7×20)]×0.7
	= 135beats/min
80%HRmax	= [207-(0.7×20)]×0.8
	= 154beats/min
∴ 목표심박수 ⇒ 135~154beats/min	

둘째, %HRR 또는 Karvonen법으로 알려져 있으며, HRR (HRreserve)은 HRmax에서 HRrest를 뺀 값이다. HRrest가 60beats/min이고, 운동강도를 50~60%HRmax로 정했다면, 목표심박수 산출공식은 다음과 같다.

목표심박수	= [(HRmax - HRrest) × 운동강도] + HRrest
50%HRR	= [207-(0.7×20)-60]×0.5+60
	= 127beats/min
60%HRR	= [207-(0.7×20)-60]×0.6+60
	= 140beats/min
∴ 목표심박수 ⇒ 127~140beats/min	

■ 운동자각도(RPE)를 이용한 운동강도 처방

RPE(rating of perceived exertion)는 피로에 근거하여 운동의 힘들기를 주관적으로 평가하는 지표이다. RPE는 심박수 모니터의 보조적 수단으로 목표심박수와 함께 사용하면 강도 조절이 용이하며, 운동 내성을 관찰하는 신뢰할 만한 지표이다. 특히, 심박수를 계측할 수 없을 때, 운동부하검사에 의한 심박수 자료가 없을 때, 교감신경 차단제와 같은 약물을 복용했을 때에는 %HRR방법보다 RPE 방법이 권장된다.

Rating of Perceived Exertion(RPE) Scale (ACSM, 2014)

Borg's scale		modified Borg Scale	
6		0	at rest
7	Very, very light	1	very easy
8		2	somewhat easy
9	Very light		
10		3	moderate
11	Fairly light	4	somewhat hard
12		5	hard
13	Somewhat hard		
14		6	
15	Hard	7	very hard
16		8	
17	Very hard		
18		9	
19	Very, very hard	10	very, very hard

③ 운동시간

대부분의 성인들은 하루 30~60분, 주당 150분 이상의 중강도 운동, 하루 20~60분 주당 75분 이상의 고강도 운동, 혹은 추천되어진 목표 운동량을 획득하기 위해 매일 중강도에서 고강도 복합운동을 해야 한다. 여기서 추천되어진 운동량은 한 번의 지속적인 운동세션 혹은 하루에 10분 이상의 간헐적 운동으로도 할 수 있다.

④ 운동빈도

중강도 유산소 운동은 적어도 주당 5일, 고강도 유산소 운동은 적어도 주당 3일, 혹은 중강도와 고강도 복합운동은 주당 3~5일 실시하는 것이 건강과 체력의 이점을 유지하고 향상시키기 위해 대부분의 성인들에게 추천되고 있다.

⑤ 운동량

운동량은 운동의 빈도, 강도와 시간의 결과물이며, 500~1,000 METs·min/wk 운동량은 대부분의 성인에게 추천되고 있다. 이

심폐지구력 운동처방(ACSM, 2014)

FITT-VP	증거에 의거한 추천
운동빈도 (frequency)	주 5회 이상 중강도 혹은 주 3회 이상 고강도, 혹은 주 3~5회 중강도와 고강도 복합운동이 추천됨.
운동강도 (intensity)	대부분의 성인들을 위해 중강도에서 고강도 운동이 추천됨. 저강도에서 중강도 운동은 건강이 좋지 않은 개인의 경우 추천됨.
운동시간 (time)	중강도 운동은 30~60분/일, 혹은 고강도 운동은 20~60분/일, 혹은 중강도에서 고강도 복합운동을 매일 하는 것이 대부분의 성인에게 추천됨. 특별히 이전에 좌식생활자들은 매일 20분 이하로 운동하는 것이 이로움.
운동형태 (type)	주요 근육군이 포함되는 규칙적이고 의도적인 운동을 자연스럽게 지속적이고 리듬 있게 하는 것이 추천됨.
운동량 (volume)	≥500~1,000MET·min/wk가 목표 운동량으로 추천됨. 보수계로 매일 ≥2,000보에서 ≥7,000보로 증가시키는 것이 이로움. 이러한 양 이하의 운동도 이 운동량에 도달하기 위해 노력한다면 여전히 이로울 수 있음.
운동패턴 (pattern)	운동은 하루에 하나의 세션 혹은 희망하는 운동시간과 운동량을 모아서 10분 이상 다수의 세션으로 수행될 수 있음. 매우 건강이 좋지 않은 사람들은 10분 이하의 운동도 좋은 적응을 가져옴.
운동진전 (progression)	조절된 운동시간과, 빈도, 그리고 강도에 의한 운동량의 점진적인 진전은 희망하는 운동 목표까지 얻게 하는데 의미 있음.

* METs : 1METs=3.5ml/kg/min 안정 시 산소섭취량을 말한다. 즉 안정상태에서 필요한 산소량을 1MET로서 각종 운동의 산소섭취량을 나타낸 값이고 운동강도를 나타내는 표시법이다.

운동량은 중강도 운동으로 주당 1,000kcal, 중강도 운동으로 주당 150분, 보수계로 하루 5,400~7,900보와 대략 같다. 스텝 수를 알기 위해 보수계를 사용할 때 예측되는 상당한 문제들 때문에 지금 추천된 운동시간과 복합적으로 하루의 스텝 수를 사용한다. 적은 운동량은 건강이 좋지 않은 사람들에게 건강과 체력에 이득을 줄 수 있고, 많은 운동량은 체중관리를 위해 필요로 하는 사람들에게 이득이 있다.

구체적인 운동프로그램은 위의 표와 같다.

3) 근력/근지구력 향상을 위한 운동처방

(1) 운동효과

근력과 근지구력은 다음과 같은 항목들을 유지하고 향상시키는 건강관련체력 요소들이다.

- 골다공증과 관련된 골질량
- 당뇨병 전기와 당뇨병에 있어 적절한 내당능력
- 요통 상해의 낮은 위험과 관련된 근육과 힘줄 접합부의 온전함
- 자존감과 관련된 일상생활 수행능력
- 체중관리와 관련된 제지방량(지방을 뺀 근육량과 골격량)과 안정 시 대사율

근력과 근지구력의 향상은 일상적인 업무를 보다 적은 생리적 스트레스를 가지고 수행할 수 있도록 하며 삶의 전반에 걸쳐 기능적인 독립성을 유지하게 도와준다. 저항운동은 골다공증, 요통, 당뇨병의 위험을 감소시키고, 근력과 근지구력, 파워, 골밀도, 결합조직 강화, 제지방량 증가와 유지에 도움을 줌으로써

중·고령을 포함한 모든 연령층에 유익하며, 특히 골염량 감소가 현저한 폐경기 여성과 고령자에게는 매우 좋은 운동이다.

(2) 측정 및 평가

① 근력(1RM bench press test)

1RM은 한번 들어 올릴 수 있는 최대 무게로 1RM 벤치프레스 검사는 팔의 신전을 포함한 근력 즉, 상완삼두근, 대흉근, 전면삼각근의 근력을 측정하는 것으로 상지와 상체의 동적 근력 측정방법이다. 1RM 검사는 시간이 걸리며 측정자가 들어 올릴 수 있는 절대 최대량을 결정하고 수행하는데 상당한 어려움이 있다.

- 측정자에게 벤치프레스가 편안하도록 조절하여 최대량이라고 인식되는 무게의 40~60%로 5~10회 가벼운 준비운동을 실시한다.
- 측정자의 잡은 바(bar)의 지점을 확인하고 늘어올리기 시삭하여 팔을 완전히 편다. 그리고 바를 가슴까지 아래로 내리며 호흡에 유의한다. 호흡을 참거나 멈추는 것을 피한다.
- 가벼운 스트레칭으로 1분 간 휴식을 취한 다음, 인식된 최대량의 60~80%에서 3~5회 반복한다.
- 측정자는 인식된 최대 무게에 익숙해지면, 다시 적은 양의 무게를 더하여 휴식 후 3~5회의 최대 힘으로 1RM을 시도한다. 더 이상 시도할 수 없을 때까지 계속하여 들어 올린 무게를 1RM으로 설정한다.
- 표준 비교를 위해, 들어 올린 무게의 양을 개인의 체중으로 나눈다.

레그프레스(leg press)도 벤치프레스와 유사한 방법을 사용하며, 표준 상체 근력은 아래 표와 같다.

상체 근력의 1RM 벤치프레스 비율(ACSM, 2010)   (1RM/체중)*

백분율(%)	20~29세	30~39세	40~49세	50~59세	60세 이상
남성					
90	1.48	1.24	1.10	0.97	0.89
80	1.32	1.12	1.00	0.90	0.82
70	1.22	1.04	0.93	0.84	0.77
60	1.14	0.98	0.88	0.79	0.72
50	1.06	0.93	0.84	0.75	0.68
40	0.99	0.88	0.80	0.71	0.66
30	0.93	0.83	0.76	0.68	0.63
20	0.88	0.78	0.72	0.63	0.57
10	0.80	0.71	0.65	0.57	0.53
여성					
90	0.90	0.76	0.71	0.61	0.64
80	0.80	0.70	0.62	0.55	0.54
70	0.74	0.63	0.57	0.52	0.51
60	0.70	0.60	0.54	0.48	0.47
50	0.65	0.57	0.52	0.46	0.45
40	0.59	0.53	0.50	0.44	0.43
30	0.56	0.51	0.47	0.42	0.40
20	0.51	0.47	0.43	0.39	0.38
10	0.48	0.42	0.38	0.37	0.33

* 1RM과 체중은 kg 혹은 Ib이다.

② 근지구력

•팔굽혀 펴기(push-ups)

남성은 '엎드린' 자세를 기본자세(손을 어깨 넓이만큼 벌리고 등을 펴고 머리를 들며 중추적 지점으로 발가락을 이용)로 하고 여성은 '변형된 무릎 팔굽혀 펴기' 자세(다리를 붙이고 발목을 저측 굴곡상태로 매트에 다리 하부를 대고 등을 펴고 손을 어깨 넓이만큼 벌리고 머리는 든다)로 실시한다. 검사 시에 턱이 매트에 닿을 때까지 몸을 아래로 내리고 배는 매트에 닿으면 안 된다. 등은 전과정에서 편 상태로 팔도 완전히 편 상태를 유지해야하며 휴식 없이 연속하여 수행된 최대 횟수를 계산하여 판정한다.

팔굽혀펴기의 연령별 성별 범주(ACSM, 2010) (회)

범주	연령별									
	20~39세		30~39세		40~49세		50~59세		60~69세	
	남	여	남	여	남	여	남	여	남	여
매우 좋음	36	30	30	27	25	24	21	21	18	17
아주 좋음	35	29	29	26	24	23	20	20	17	16
	29	21	22	20	17	15	13	11	11	12
좋음	28	20	21	19	16	14	12	10	10	11
	22	15	17	13	13	11	10	7	8	5
약간 나쁨	21	14	16	12	12	10	9	6	7	4
	17	10	12	8	10	5	7	2	5	2
나쁨	16	9	11	7	9	4	6	1	4	1

(3) 운동처방

① 근수축 방법

근기능 향상을 위한 운동에는 등척성 수축, 등장성 수축, 등속성 수축의 세 가지 운동형태가 있다. 세 가지 수축 형태는 각각 일반적 지침이 있지만 무엇보다 대상의 요구와 목적에 맞는 수축 방법이 선택되어야 한다.

• 등척성 수축(isometric contraction) 운동

관절을 특정 각도에 고정시킨 상태에서 근육의 길이는 변하지 않으면서, 힘을 거의 최대로 발휘하여 일정시간 동안

유지하는 운동법이다. 이 운동법은 효과적으로 근력을 높일 수 있는 장점이 있지만 운동을 행한 각도에서만 효과가 나타나는 단점도 있다. 등척성 운동법은 부상이나 사고 후 오랫동안 관절을 고정시킨 경우에 회복운동으로 적합하다.

- 등장성 수축(isotonic contraction) 운동
나이와 성별에 관계없이 근기능을 향상시킬 수 있는 운동법으로 근육이 수축되는 구심성(concentric) 수축법과 근육이 이완되는 원심성(eccentric) 수축법이 있다. 이 운동은 덤벨이나 바벨과 같은 프리웨이트 기구와 일정한 무게 혹은 다양한 무게로 부하를 주는 형태의 기구를 주로 사용하여 운동한다. 일반적으로 체력단련실에서 헬스기구를 이용하는 운동이 이에 해당되는 운동이다.

- 등속성 수축(isokinetic contraction) 운동
관절운동의 전범위에 걸쳐 일정한 혹은 가변적 저항과 각속도를 기계적으로 제공한다. 대표적인 기계는 사이벡스(Cybex)가 있다. 각속도는 30~300°/sec범위에서 운동 목적에 따라 다양하게 이용할 수 있다. 그리고 이 운동법은 등척성 수축과 등장성 수축 운동의 장점만을 갖고 있어 운동효과도 좋고, 재활프로그램과 객관적 근력평가에서 많이 활용된다. 이 운동은 고가의 장비가 필요하여 재활병원에서 실시하고 있다. 등속성 운동과 비슷한 운동으로는 밴드운동, 튜브당기기, 용수철당기기 등의 운동이 있다.

③ 운동처방 지침
- 운동형태
프리웨이트 기구, 저항 밴드 등과 같이 저항훈련 장비의 많

은 형태들은 근력과 근지구력을 향상시키기 위해 효과적으로 사용할 수 있다. 스쿼트, 데드리프트, 런지, 벤치프레스 등의 2개 이상의 관절이 사용되는 다관절운동은 하나의 근육군(muscle group)뿐만 아니라 보다 주동근과 길항근에 더 영향을 주므로 모든 성인들에게 추천되고 있다. 하나의 관절만 사용하는 바벨 컬, 덤벨 컬, 프런트 레이즈 등과 같은 단일관절운동 역시 저항훈련 프로그램에 포함될 수 있다.

- 운동강도

근력을 향상시키기 위해 초보자는 60~70%1-RM(중~고강도), 경험자는 80%1-RM 이상(고~매우고강도), 노인과 저항운동을 시작하는 좌식생활자는 40~50%1-RM(매우 저~저강도)로 하는 것이 모든 성인에게 추천되고 있다.

근지구력을 향상시키기 위해서는 50%1-RM이하(저~중강도)가 추천되고 있다.

- 운동빈도

각 대근육군의 저항훈련은 주당 2~3일로 같은 근육군에 대해 운동세션을 적어도 48시간 분리하는 것이 모든 성인들에게 추천되고 있다. 같은 대근육군 저항운동은 연일 실시하지 않고 격일제 휴식으로 실시하도록 한다. 이렇게 격일제로 실시하여 운동성 피로의 누적을 없앨 수 있다. 또한, 하루는 상체운동 다음날에는 하체운동으로 번갈아 하는 것도 좋은 방법이다.

- 반복횟수, 세트, 휴식시간

성인들은 근력 향상을 위해 세트 사이 2~3분의 휴식을 두고, 세트당 8~12회 반복하여, 총 2~4세트 각 근육군을 훈련

해야 한다. 노인과 매우 건강이 좋지 않은 사람들은 중강도 (60~70%1-RM)로 10~15회로, 1세트 이상 저항훈련을 하는 것이 추천되고 있다.

구체적인 운동처방은 아래 표와 같다.

저항운동처방(ACSM, 2014)

FITT-VP	증거에 의거한 추천
운동빈도 (frequency)	각 주요 근육군은 주당 2~3회 훈련함.
운동강도 (intensity)	근력을 향상시키기 위해 초보자는 60~70%1-RM(중-고강도) 경험자는 80%1-RM이상(고-매우 고강도) 노인과 저항운동프로그램을 시작하는 좌식생활자는 40~50%1-RM(매우 저-저강도) 근지구력을 향상시키기 위해서는 50%1-RM이하(저-중강도) 파워를 향상시키기 위해 노인들은 20~50%1-RM
운동시간 (time)	훈련의 특별한 시간은 없음.
운동형태 (type)	각 주요 근육군을 포함하는 저항운동이 추천됨. 다관절운동은 하나의 근육군보다 더 영향을 미치고 주동근과 길항근군을 목표로 하여 모든 성인들에게 추천됨. 주요 근육군을 목표로 하는 단관절운동은 일반적으로 특수한 근육군을 위한 다관절운동 후에 역시 저항 훈련프로그램이 포함될 수 있음. 다양한 운동장비와 체중은 이 운동들을 수행하는데 사용될 수 있음.
반복횟수 (repetition)	근력과 파워를 향상시키기 위해 대부분의 성인들은 8~12회가 추천됨. 운동을 시작하는 중년과 노인들은 10~15회가 추천됨. 근지구력을 향상시키기 위해 15~20회가 추천됨.
세트 (sets)	근력과 파워를 향상시키기 위해 대부분의 성인은 2~4세트가 추천됨. 노인과 초보운동자들은 저항운동을 단일세트로 하는 것이 효과적임. 근지구력 향상은 2세트 이하로 하는 것이 효과적임.
운동패턴 (pattern)	휴식간격은 각 세트당 2~3분이 효과적임. 단일 근육군을 위해 세션들 사이 48시간 이상의 휴식시간 추천됨.
운동진전 (progression)	더 큰 저항, 세트당 반복횟수 증가, 그리고 빈도 증가를 통한 점진적인 진전이 추천됨.

5) 유연성 향상을 위한 운동처방

(1) 운동효과

유연성은 완전한 가동범위를 통해 관절을 움직일 수 있는 능력이다. 신체활동과 일상생활을 수행하는데 중요한 체력이다. 모든 관절의 유연성을 유지하는 것은 움직임을 촉진시키지만 반대로 관절의 가동범위가 줄어든 상태에서 관절을 움직이게 되면 조직은 상해를 유발시킬 수 있다.

유연성을 제한하는 요인은 근육, 관절막 내의 구조, 뼈와 관절을 둘러싸고 있는 결합조직과 근육을 연결하는 힘줄, 피부 등이며 이들은 관절의 안정성을 유지하는 작용과 신전, 굴곡, 회전을 부드럽게 행하는 등 소위 상반된 기능을 동시에 달성하고 있으므로 건강관련체력 요소로서 중요한 의의를 가지게 된다. 유연성 향상에 따른 효과는 관절의 가동범위 증가, 요통 예방, 신체활동의 효율성 증가, 좋은 자세와 외모를 만들 수 있다. 유연성은 연결조직의 탄성 변화와 신체운동 감소로 인해 나이가 들면서 점차적으로 감소한다. 특히 신체활동의 부족이나 움직이지 않는 것은 근육과 힘줄의 수축을 야기하고 관절의 연결조직을 감퇴시킨다. 그러므로 신체활동은 유연성 유지에 필수적이며, 규칙적인 운동을 한 사람은 모든 연령층에서 남녀 불문하고 그렇지 않은 사람보다 높은 유연성을 가지고 있다.

규칙적 신체활동은 유연성에 영향을 미치는 근육, 관절의 연결조직, 힘줄에 변화를 가져오게 하여 유연성을 향상시킨다. 근육과 힘줄 조직은 규칙적인 운동으로 길이를 늘일 수 있고 탄력성을 강하게 하는 연조직이다. 그리고 유연성은 운동을 중지하거나 비연속적으로 실시할 경우, 회귀속도가 가장 빠른 체력으로 근력과 유의한 상관을 보이고 있으므로 가벼운 중강도의 근력운동이 유연성 향상에 도움이 된다.

(2) 측정 및 평가

유연성 검사는 관절의 가동범위를 걸쳐 움직이는 기능적 능력 검사이어야 하나, 유연성의 정확한 특징을 나타낼 수 있는 단일 검사는 없다. 즉, 몸에는 수많은 관절이 있기 때문에 그 관절마다 다른 수준의 유연성이 있다. 그러나 앉아윗몸앞으로굽히기는 유연성 측정의 광범위하게 쓰이는 검사방법으로 측정 전에 스트레칭과 5~10분 정도의 가벼운 걷기나 자전거타기와 같은 유산소 운동을 실시해야 한다.

앉아윗몸앞으로굽히기의 기준을 참고로 우리나라 건강관련체력의 통계치를 소개하면 아래 표와 같다.

연령별 건강관련체력 기준(문화관광부, 2008)

연령 (세)	남성					여성				
	BMI (kg/㎡)	1,200m 달리기 (초)	윗몸 일으키기 (회)	앉아윗몸 앞으로 굽히기 (cm)	BMI (kg/㎡)	1,200m 달리기 (초)	윗몸 일으키기 (회)	앉아윗몸 앞으로 굽히기 (cm)
19~24	24.7	372.0	40.2	10.3	21.9	478.1	27.2	13.5
25~29	25.4	391.2	38.9	8.2	22.2	506.4	25.2	13.1
30~34	25.8	418.0	35.3	10.2	22.9	541.4	18.6	10.2
35~39	25.7	472.4	22.8	6.6	24.2	525.4	16.0	10.5
40~44	25.8	469.1	28.2	6.6	24.6	527.8	15.7	12.7
45~49	25.8	496.5	26.3	6.6	24.4	546.1	9.1	9.8
50~54	25.8	460.5	20.4	5.0	26.0	576.4	6.2	11.5
55~59	26.1	504.7	18.3	3.2	26.0	579.7	3.4	11.8
60 이상	25.7	-	7.3	1.6	26.8	-	0.8	9.8

(3) 운동처방

유연성 운동은 관절의 가동범위를 체계적으로 개선시키는 스트레칭 운동프로그램이다. 유연성은 개인마다 다르며 각 관절마다 특수성이 적용되고 연령과 근력, 그리고 관절염 등의 질병을 포함한 많은 요인들에 의해 영향을 받는다.

관절가동범위(range of motion, ROM) 운동은 즉시 할 수 있고 만성적으로 할 수 있는 유연성 운동이다. 유연성 운동은 근육을 따뜻하게 했을 때 가장 효과적이며, 근력과 순발력을 크게 감소시킬 수도 있기 때문에 경기력에 중요한 근력과 순발력이 수행은 유연성 운동 후에 하는 것을 추천한다.

① 운동형태

유연성 운동은 대근육과 힘줄 단위들을 목표로 수행되어야 한다. 정적 스트레칭과 동적 스트레칭, 그리고 고유수용성 신경근 촉진법 스트레칭 등의 유연성 운동은 관설 주변의 관절가동범위를 향상시킬 수 있다.

• 정적(static) 스트레칭

정적 스트레칭은 가동범위의 한계점까지 천천히 신전하고 그 자세를 일정시간 동안 유지하는 것으로 일반인에게 권장되는 유형이다. 이는 상해 위험이 낮고 도움이 거의 필요 없이 실시할 수 있으며 매우 효과적이기 때문이다. 정적 유연성 효과는 스트레칭의 처음 15초 안에 가장 크게 나타나며 30초 이후에는 크게 향상을 보이지 않는다. 일반적으로 한번에 10초 정도를 유지한다. 스트레칭의 최고 적절한 횟수는 2~4회이다. 반복적인 5~10회의 스트레칭은 근육 신장에 큰 효과가 없기 때문이다.

- 반동적(ballistic, dynamic) 스트레칭
근육을 스트레칭하기 위해 반복적인 반동에 의해서 초래되는 운동량을 이용한다. 이와 같은 동작은 근육의 염좌를 쉽게 유발하며 매우 높은 수준의 근육 긴장을 갖게 한다. 근육이 스트레스 이완 반응을 야기할 만큼 높은 장력에서 오랫동안 머물지 않기 때문에 염좌의 위험은 더 높다. 동적 동작에 의해 발생되는 힘은 매우 크며 근육통과 상해를 초래할 수 있다. 현재 동적 스트레칭은 준비운동 시에 많이 실시하고 있고 한번에 10회 이상, 적어도 2세트 이상을 실시한다.
- 고유수용성 신경근 촉진법(proprioceptive neuromuscular facilitation, PNF) 스트레칭
정해진 연속 동작들을 통해, 주동근(agonist)과 길항근(antagonist)의 수축과 신전을 번갈아 하는 것이라 할 수 있다. 예를 들면, 파트너가 근육 긴장을 느낄 때까지 참가자의 무릎을 똑바로 펴고 고관절을 굴곡시킴으로써 햄스트링 스트레칭에 PNF을 이용할 수 있다. 그리고 나서 참가자는 파트너의 저항을 이겨내고 고관절을 신장시킨다. 마지막으로 참가자는 햄스트링을 신전시키고 파트너가 고관절을 굴곡시킴으로써 더 큰 가동범위까지 수동적으로 햄스트링을 스트레칭시킨다. 일반적으로 PNF는 기술적으로 숙련된 파트너를 필요로 하고 어느 정도의 근육 통증을 유발할 수 있으며 다른 스트레칭보다 많은 시간이 소요되지만 효과는 매우 크다.

② 운동량

유연성 운동은 각 관절에 60초가 추천되며, 긴장되거나 약간 불편한 정도에서 10~30초 동안 유지하는 것이 효과적이다. 노인들은 30~60초 동안 스트레칭을 유지하는 것이 좋다. 10~30초를 유지하고 난 다음, 최대수축력의 20~75%의 PNF 기술로 3~6초 동안 유지하는 것을 추천한다. 유연성 운동은 주당 2~3회가 추천되고 매일 하는 것이 가장 효과적이다.

구체적인 운동처방은 아래 표와 같다.

유연성 운동처방(ACSM, 2014)

FITT-VP	증거에 의거한 추천
운동빈도 (frequency)	· 주당 2~3회 이상, 매일하는 것이 가장 효과적
운동강도 (intensity)	· 긴장 혹은 약간 불편함을 느끼는 정도에서 스트레칭
운동시간 (time)	· 대부분의 성인을 위해 10~30초 동안 정적 스트레칭 유지가 추천됨. · 노인의 경우 30~60초 동안 스트레칭을 유지하는 것이 더 이득을 줌. · 10~30초 동안 보조 스트레칭을 한 다음, PNF스트레칭으로 3~6초 동안 저강도에서 중강도로 수축하는 것이 바람직함.
운동형태 (type)	· 각 주요 근육-힘줄 단위들을 위해 유연성 운동이 연쇄적으로 수행되어야 함. · 정적 스트레칭, 동적 스트레칭, 그리고 PNF는 각각 효과적임.
운동량 (volume)	· 각 유연성 운동을 위한 총 스트레칭 시간은 60초를 수행하는 것이 합리적인 목표임.
운동패턴 (pattern)	· 유연성 운동은 2~4회의 반복이 추천됨. · 유연성 운동은 근육이 저-중강도의 유산소운동 혹은 핫팩, 뜨거운 목욕과 같은 외적인 방법들을 통해 수동적으로 따뜻해졌을 때 가장 효과적임.
운동진전 (progression)	· 최적의 진전을 위한 방법은 잘 알려져 있음.

6) 신체구성을 위한 운동처방

(1) 운동효과

신체구성은 인체의 지방량(fat mass)과 제지방량(fat-free mass: muscle, bone, water)의 비율을 구하는 것이며, 이것은 건강정도의 판정, 체력, 건강의 척도로써 유용하게 사용되며, 신체구성의 결과는 질병에 대한 예후를 발견하고 운동처방에 대한 분명한 기준을 제시하는 건강관련체력의 요소이다. 신체구성을 건강관련체력의 요소로 포함시키는 이유는 과도한 체지방이 관상동맥질환 발병 증가와 관련되어 있고, 제2형 당뇨병 발생 위험을 증가시키며, 신체활동 동안 관절에 부담을 준다. 그 외에 고혈압, 뇌졸중, 고지혈증과 관련이 있고 사망률을 증가시키는 것으로 보고되고 있다.

체지방의 지속적인 증가는 바람직하지 못한 식습관과 신체활동 부족이 주된 역할을 하는 것으로 알려져 있고, 반대로 규칙적인 운동은 체지방 소실을 촉진시키는 중요한 요인이다. 정상적인 체지방을 유지하기 위해서는 에너지 섭취량이 자신의 에너지 소비량과 같아야 한다. 그러므로 체지방량 감소를 위해서는 자신이 섭취하는 칼로리보다 소비하는 칼로리를 많게 해야 한다.

체지방 감소를 위한 신체활동의 효과는 일반적으로 다음과 같다.

- 칼로리 소비량을 증가시켜, 섭취 칼로리보다 소비 칼로리를 많게 하는 즉, 마이너스 에너지 균형을 가져오는데 도움을 준다.

실질적으로 신체활동으로 소비되는 에너지 소비량은 적은 양이다. 예를 들어 5.3km/min 속도로 하루 30분, 주당 3회 조깅을 하면, 30분 조깅으로 약 435kcal, 결국 주당 1,305kcal로 체지방은 운동으로부터 주당 0.14kg를 줄일 수 있다. 이것은 체지방을 감소하는데 아주 느린 방법으로, 에너지 섭취가 일정하게 유지한다면 52주 동안 약 8kg의 지방을 감량할 수 있다.

- 실질적인 신체활동 중에 소비되는 칼로리가 체지방 감량의 효과로 인정하기에는 미흡한 부분이 많다.

  신체활동의 영향은 운동이 끝난 후에도 대사 작용은 일시적으로 안정시보다 증가된 채로 유지된다. 이것을 운동 후 초과된 산소소비량(excess post-exercise oxygen consumption, EPOC)이라 한다. 운동 후 대사율이 운동 전 수준으로 되돌아오는데 운동강도에 따라 다르지만 몇 분에서 몇 시간이 소요된다. 운동강도가 낮은 걷기와 같은 운동은 수분이 소요되며, 중·고강도의 힘든 운동은 수 시간이 지나야 회복되고, 마라톤과 같은 아주 힘든 운동은 12~24시간, 혹은 그 이상이 필요하기도 한다. 운동 후 산소소비량이 약 0.5l/min씩 증가된 채로 지속된다면 대략 분당 0.5kcal, 시간당 30kcal 정도 될 것이다. 만일 운동 후 대사작용이 5시간 지속된다면 신체활동에서 계산되지 않은 약 150kcal를 추가적으로 소비하는 것이 된다.

- 운동은 제지방량을 증가시켜 안정시대사율을 증가시킨다.

  안정시대사율은 인체의 생명유지와 관련된 모든 기능을 수행하는데 필요한 전체 에너지 양이다.

  체중감소의 궁극적인 목적은 체지방을 감소시키는 것이지만 운동은 체중감소 동안 근육의 상실을 예방한다. 특히 저항운동은 근육조직을 증가하여 안정시대사율을 높여 체중감량에 많은 도움을 준다. 예를 들면, 일일 안정시대사율이 1,300kcal 사람과 1,500kcal 사람을 비교했을 때, 안정시대사율이 1,500kcal 사람은 1,300kcal 사람보다 200kcal (5km/min, 약 15분 운동소비량)의 에너지 소비량에 이점이 있다.
• 운동은 식욕을 감소시킬 수 있다.
일반적으로 고강도 트레이닝은 식욕을 증가시킬 수 있지만, 비활동적인 또는 비만한 사람들이 중강도의 운동을 실행할 경우 식욕은 증가하지 않으며, 실제로 중강도 운동으로 식욕을 감소시킬 수 있다.

(2) 측정 및 평가

① 신체질량지수(body mass index, BMI)

BMI는 신장에 대한 체중을 평가하기 위해 이용되며 신장을 미터로 환산하고 제곱한 값을 킬로그램으로 환산한 체중을 나누어 계산하며, 분류 기준은 아래 표를 참고해 주길 바란다.

$$BMI = 체중(kg) / 신장(m)^2$$

WHO와 대한비만학회의 성인 BMI 분류 기준(보건복지부, 2011)

분류	BMI(kg/m^2)		비만관련 질환 발생 위험
	WHO	아시아 태평양지역	
저체중	<18.5	<18.5	낮음(다른 종류의 질환 위험이 있음)
정상	18.5-24.9	18.5-22.9	
과체중	25.0-29.9	23.0-24.9	증가함
I 등급	30.0-34.9	25.0-29.9	중등도
II 등급	35.0-39.9	≥30.0	고도
III 등급	≥40.0		최고도

② WHR(waist-to-hip ratio)

WHR은 허리둘레를 엉덩이 둘레로 나눈 값으로 체지방 분포의 유형과 복부비만의 더 유해한 양을 결정하는데 간단히 이용되는 방법이다. WHR이 젊은 남성은 0.9 이상, 젊은 여성은 0.8 이상일 때 건강위험도(심장병, 당뇨병 등)가 매우 높아진다. 60~69세의 경우는 남성이 1.03, 여성이 0.90 이상일 때 매우 높아진다.

> WHR = 허리둘레 / 엉덩이 둘레

③ 피지후법(skinfold thickness method)

피부두께 측정은 피지후계(caliper)로 적절히 훈련된 전문가에 의해서 수행될 때 정확하게 측정 가능하다. 피지후 측정은 절대적인 측정이 아닌 %fat에 대한 예측치이다.

피지후계로 측정된 값으로 적절한 공식을 선택하여, %fat를 산출하는데 흔히 이용되는 피지후 측정부위로는 남자는 흉부, 상완삼두부, 견갑골하부를, 여자는 상완삼두부, 장골능위부, 복부를 측정하여 체밀도(body density)와 %fat의 예측공식을 적용하여 산출한다.

> 체밀도 공식(ACSM, 2014)
> 남자=1.1125025-0.0013125(3부위 피지후 합)
>   +0.0000055(3부위 피지후 합)-0.000244(나이)
> 여자=1.089733-0.0009245(3부위 피지후 합)
>   +0.0000025(3부위 피지후 합)-0.0000979(나이)

체밀도 공식에서 얻어진 값을 다음 두 공식 중 하나에 대입하면 %fat을 산출할 수 있다.

> ACSM(2014)공식
> %fat = 457/체밀도 - 414.2 혹은 %fat = 495/체밀도 - 450

④ 생체전기저항법(bioelectrical impedance analysis, BIA)

BIA법은 신체에 적은 전기 흐름을 보내어 그 저항을 측정하는 것으로서(근육은 전기흐름이 양호하나 지방은 반대) 체성분을 분석하기 위해 쉽게 접근할 수 있는 방법이다. 보다 정확한 BIA 분석을 위해 다음과 같은 사항을 준수하여야 한다.

- 검사 전 4시간 음식과 특별한 음료를 마시지 않는다.
- 검사 전 12시간 운동을 하지 않는다.
- 검사 전 30분 완전한 공복 상태가 되도록 한다.
- 검사 전 48시간 알코올 섭취를 금한다.
- 검사 전 7일간 이뇨제 복용을 하지 않는다.
- 검사 전 이뇨성분(카페인, 초콜릿 등)의 섭취를 제한한다.

(3) 운동처방

① 운동량 설정

체중감량 운동의 주된 목적은 과다한 체지방량의 감소에 있다. 따라서 대상자가 수행해야 할 운동량(운동유형, 운동강도, 운동시간, 운동빈도, 운동기간 등)과 소비열량은 목표로 한 체지방량을 기준으로 설정된다.

지방 1kg은 약 9,000kcal(지방 1g= 약 9kcal)에 해당하고, 일반 성인의 1일 섭취열량은 1,800~2,500kcal 정도이며, 30~60분간의 유산소 운동을 통해 약 250~500kcal의 열량을 소비할 수 있다. 따라서 짧은 기간 동안에 현저한 체지방 감량은 기본적으로 불가능하다. 과다체중자 또는 비만인이 생리적, 의학적으로 인체에 부작용을 초래하지 않고 체지방량을 꾸준히 줄여가기 위해서는 장기적인 운동계획을 세워야 한다.

비만 및 체중조절을 위한 운동량은 중강도의 운동강도로 최소 주당 150분 이상 실시하여야 효과가 있다. 이는 주당 약 1,000kcal 정도 열량을 소모하는 것이다. 체지방 감량의 의학적 한계는 주당 약 0.5kg 정도가 적절하다. 따라서 10kg의 체지방량 감소를 위해서는 20주 이상의 운동프로그램이 요구되며, 주당 평균 칼로리 결손량은 4,500kcal가 되고, 1일 칼로리 결손량은 약 640kcal이다. 이와 같은 초과 열량 소비량을 목표로 구체적인 체중감량 프로그램을 작성한다.

또한, ACSM에서는 점증적으로 장기간에 걸쳐서 주당 200~300분 또는 주당 2,000kcal의 열량을 운동으로 소모하기를 권장하고 있다. 그리고 체중조절을 위해서는 최소 17~20주 정도의 운동기간이 요구되므로 장기간의 운동을 실시해야 하는 비만인들에게 적절한 격려와 프로그램의 변화를 통해 운동프로그램을 지속하도록 해야 한다.

② 운동형태

비만인을 위한 운동형태는 대근육군을 리드미컬하게 움직일 수 있는 속보, 조깅, 사이클링 등의 유산소 운동과 근육량을 유지할 수 있는 저항운동을 복합적으로 하는 것을 권장하고 있다. 이러한 운동형태로 장기적으로 수행하는 것이 체중조절에 가장 효과적이다.

③ 운동강도

비만인에게 권장되는 초기 운동강도는 우선적으로 운동 지속시간과 빈도를 증가시키는데 초점을 맞추어야 하기 때문에 비교적 낮은 강도로 실시하여야 한다. 운동프로그램이 진행되어 감에 따라 운동강도는 4~5주 간격으로 증가시켜 나간다.

④ 운동시간

지방 연소에 적절한 운동강도가 상대적으로 낮기 때문에 단위시간당 소비하는 열량은 적을 수밖에 없다. 따라서 많은 양의 지방을 소모시키기 위해서는 운동시간이 가능한 길어야 한다. 적정 운동시간은 체중감량 목표, 운동형태, 운동강도 및 운동빈도에 따라 달라지는데 일반적으로 1회 운동시간은 30~90분 정도가 적당하다.

구체적으로, 1주일에 3일 격일제로 운동하는 사람은 1회 운동시 80~90분 동안, 4일 운동하는 사람은 60~70분 동안, 5일 이상 운동하는 사람은 30~60분 동안 지속하여야 뚜렷한 효과를 볼 수 있다.

⑤ 운동빈도

운동시간 내에서 총 열량소비량이 적절하게 분배되도록 작성되어야 한다. 과체중이 심하고 체력수준이 낮은 사람의 경우에는 매 운동 시 열량소비를 낮추고 운동빈도를 늘리는 것이 적당하다. 또한 초기에 나타날 수 있는 피로도 등을 감안하여 적절한 빈도를 설정하여야 한다. 일반적으로 운동빈도의 경우 초기 주당 5회로 시작하여 매일 운동할 수 있도록 프로그램을 작성한다.

7) 운동프로그램의 작성

(1) 자신의 현재 체력 측정

자신의 건강상태를 알아보기 위해서는 먼저 자신의 현재 체력을 측정하여야 한다. 체력의 측정은 일반적으로 건강관련체력과 운동관련체력을 측정한다. 건강관련체력의 요소는 심폐지구력, 근력, 근지구력, 유연성과 체지방량을 들 수 있고, 운동관련체력은 스피드, 순발력, 협응력, 민첩성과 평형성을 들 수 있다. 이와 같은 체력의 요소를 정확한 측정방법으로 자신의 체력을 측정하여 평가한다. 자신의 체력의 평가 자료를 바탕으로 자신에게 알맞은 운동프로그램을 작성한다.

(2) 운동프로그램 작성

자신의 신체 형태적인 상태(체격, 신체구성)와 기능적인 상태(체력)를 측정하여 평가한 자료를 바탕으로 자신에게 알맞은 운동프로그램을 작성한다. 운동은 처음부터 너무 무리한 욕심을 부리지 않는다. 운동 초기에는 운동에 참여한다는 데 의의를 두고 자신의 체력 상태에 알맞은 달성 가능한 범위에서 목표를 설정해야 한다. 이러한 접근 방법이 성취감을 얻을 수 있다. 운동 중에 극도로 숨이 찬다든지, 심장 박동의 이상 증가, 현기증, 통증과 구토 증상이 나타나면 운동을 즉시 중단하고 그 증상을 반드시 의사의 진찰을 받아야 하고, 의사의 허락 없이 운동을 실시해서는 안 된다.

이와 같은 운동처방으로 우리는 운동 목적에 알맞은 운동프로그램을 작성하여 실천하여야 한다. 최상의 건강을 위한 운동처방은 자기에게 알맞은 운동형태, 운동강도, 운동시간, 운동빈도를 잘 책정하여 실시해야만 자기의 건강을 유지·증진시킬 수 있다. 이것이 바로 '운동이 최고의 보약이다'라고 할 수 있다. 만약에 우리가 운동 목적에 맞는 운동처방이 아니고 무리한 처방으로 운동을 한다면 오히려 건강을 해치는 경우가 있다. 운동선수들이 행하는 무리한 운동은 우리 몸의 세포와 DNA를 공격해 각종 만성질환과 노화를 불러오게 하는 활성산소가 체내에 다량으로 축적되게 하여, 인체 면역력을 떨어뜨리고 우리의 건강에 해가 된다. 그래서 '스포츠는 몸에 나쁘다'란 말이 있다. 여기에서 스포츠 수행은 선수들이 행하는 과도한 운동이 건강을 해친다는 의미이다. 그러나 위에서 언급한 운동 목적에 알맞은 운동처방은 건강을 위한 최상의 처방으로 적절하다고 볼 수 있다.

체격 및 체력 측정 양식

요소	체격·체력	항 목		측정 (사전)	평가 (사전)	측정 (사후)	평가 (사후)
체격 및 신체 구성	체격	신장(cm)					
		체중(kg)					
		요위(cm)					
		둔위(cm)					
	신체구성 (InBody)	근육량(kg)					
		체지방량(kg)					
		체지방률(%)					
		복부지방률(WHR)					
		체수분(ℓ)	팔				
			몸통				
			다리				
		신체발달점수					
체력	근력	악력(kg)	좌				
			우				
		배근력(kg)					
	근지구력	윗몸일으키기(회)					
		팔굽혀펴기(회)					
	심폐 지구력	안정시심박수(bpm)					
		Step Test(지수)					
		혈압(mmHg)	최고				
			최저				
	순발력	수직도(cm)					
		제자리멀리뛰기(cm)					
	민첩성	사이드스텝(회)					
		전신반응시간(msec)					
	유연성	체전굴(cm)					
		체후굴(cm)					
	평형성	눈감고외발서기(sec)					

운동프로그램의 예시

학과(학번)									처 방 일						
성 명									성 별						
생년월일									전화번호						
운 동 실 시 일															

준비운동 ( )분		스트레칭									
		체 조									
		조 깅									

본운동 ( )분	유산소 운동 ( )분	러닝머신									
		자전거									
	중량 운동 ( )분	#	항 목	횟 수			셋 트			무 게		
				1차	2차	3차	1차	2차	3차	1차	2차	3차
		1										
		2										
		3										
		4										
		5										
		6										
		7										
		8										
		9										
		10										
		11										
		12										
		13										
		14										
		15										
		16										
		17										
		18										
		19										
		20										
	보강 운동											

정리운동 ( )분	스트레칭, 체조, 조깅, 신체마사지, 기타
프로그램 작성목적	

3. 질병에 따른 운동처방

"질병 예방과 치료를 위해 어떤 운동을 해야 하나요?"

지금까지 건강을 위한 운동처방과 우리들에게 알맞은 최적의 운동처방에 대한 가이드라인을 제시하였고, 여기에서는 주변에 흔한 질환별 운동처방에 대해 알아보고자 한다.

1) 대사증후군(metabolic syndrome)

대사증후군은 대표적인 생활습관병으로 심뇌혈관 질환의 중요한 위험인자의 주범인 비만, 특히 복부비만과 고지혈증, 당뇨병, 고혈압을 한 사람이 동시 다발적으로 갖고 있는 경우를 말한다. 대사증후군이 있는 경우에는 심장혈관질환의 발생 위험이 2배 이상 높고, 당뇨병이 발생할 확률도 4~6배 이상 높으며, 유방암, 대장암 등 다양한 암 발생 위험도 높아진다. 단순히 복부비만이 있는 사람들보다 혈압 상승, 혈당 상승, 고지혈증 등의 검사 상의 이상을 동반한 사람들이 훨씬 위험하기 때문에 앞서 말한 질병들을 발생하기 전 고위험군을 선별해 내는 방법이 대사증후군 진단이라 할 수 있다.

대사증후군은 한 개의 질병이 아니라 유전적인 요인과 환경적 인자가 더해져 발생하는 포괄적인 대사장애증후군으로 해석하며, 복부비만으로 복강 내에 지방조직이 지나치게 많이 쌓이게 되면 이 지방조직에서 만들어진 지방산이 증가하게 된다. 이렇게 지방산이 간으로 들어가서 전신 혈액 중에 많아지면 간과 근육에서 인슐린 이용률을 크게 떨어뜨리게 된다. 혈액 속에 지방산이 증가하게 되면 세포에서는 포도당 대신 지방산을 받아들이

게 되고 혈중 포도당이 높은 상태가 된다. 이렇게 혈중 포도당이 높은 상태가 되면 사람의 몸에서는 이를 이용하기 위해 췌장의 베타세포를 자극하여 더 많은 인슐린을 분비함으로써 고인슐린혈증이 발생하게 되고 췌장에서 인슐린 생산에 대한 부담을 더 이상 견디지 못하게 되면 당뇨병이 발생한다. 뿐만 아니라, 혈중 인슐린이 증가해 콩팥의 염분 배설을 억제하게 되어, 몸 안의 염분과 수분이 증가하고 이로 인해 교감신경을 자극함으로써 심장의 박동이 빨라지고 혈관이 수축되어 고혈압이 나타난다. 또한 인슐린이 증가하면 혈중의 중성지방을 증가시키고, HDL-콜레스테롤을 감소시킴으로써 이상지질혈증이 유발되고, 이렇게 되면 심혈관 내에 죽상동맥경화증을 일으키는데 이는 협심증과 심근경색증, 그리고 뇌경색을 일으킬 수 있다.

최근 연구를 보면 폭식증을 가진 비만남성에서 비만여성보다 대사증후군의 더 위험을 초래할 수 있다는 보고가 있다. 폭식증(binge eating disorder, BED)을 가진 비만성인의 연구에서 남성의 공복혈당, 중성지방, 혈압의 수준이 유의하게 더 높았으며, 남녀 간의 폭식에 관한 이력이나 사회 심리적 요인은 유사하였다. 이런 폭식하는 습관은 대사증후군을 유발함을 명심하고 좋은 식습관을 길러야 한다.

(1) 진단

대사증후군의 진단은 인종과 지역에 따라 약간의 차이가 있다. 세계보건기구(WHO)와 미국콜레스테롤 교육프로그램(National Cholesterol Education Program, NCEP) 등에서 각각의 진단기준을 제시하고, 국제당뇨재단(International Diabetes Federation, IDF), 미국당뇨재단(American Diabetes Association, ADA) 등

단체가 협의하여 진단기준을 제시하였다.

NCEP의 진단기준과 최근 여러 관련 기관이 합의한 진단기준으로 아래의 구성 요소 중 3가지 이상이 있는 경우를 대사증후군으로 정의한다. 참고로 IDF는 복부비만을 필수조건으로 하여 나머지 4가지 중 2가지 이상의 경우로 진단기준으로 정한다.

① 복부비만 : 아시아인의 경우 허리둘레가 남성 90㎝ 이상, 여성 80㎝ 이상 (남자 〉 102cm, 여자 〉 88cm)
② 고중성지방혈증 : 중성지방 150mg/dl 이상
③ 낮은 HDL-콜레스테롤혈증 : 남성 40mg/dl 이하, 여성 50mg/dl 이하
④ 높은 혈압 : 수축기 130mmHg 이상 또는 이완기 85mmHg 이상
⑤ 혈당장애 : 공복혈당 100mg/dl 이상 또는 당뇨병 과거력 또는 약물 복용

(2) 운동처방 및 특별한 고려사항

대사증후군을 일으키는 가장 큰 원인은 상복부비만과 인슐린 저항성이다. 따라서 생활습관 개선을 통한 체중관리 특히 복부비만의 관리가 중요하다.

NCEP가 권장하는 대사증후군 치료 가이드라인은 체중조절, 신체운동, 약물치료를 포함한 관련 심장혈관질환 위험인자 치료, 이 세 가지 중재법에 중점을 둔다. IDF의 가이드라인에는 에너지 섭취량을 적절히 제한하여 1년 이내에 5~10%의 체중을 감량하고, 일주일 중 대부분의 날에 30분 정도 중강도의 운동을 점차적으로 증가시켜 나가고, 식이섭취 성분을 바꾸어 다량 영양소 성분을 변화시키는 동시에 특정 심장혈관질환 위험인자를 조

절하는 것이 포함되어 있다. 또한, 차선적인 중재법에는 복합적인 심장혈관질환 위험인자들에 대한 약물요법이 포함되어 있다.

운동처방은 건강한 성인들에게 권장되는 운동처방을 기준으로 하며, 개인에게 수반되는 합병증이나 다른 증상을 고려한 주의 사항은 아래와 같다.

- 참가자가 가진 복합적인 심장혈관질환 위험인자들과 참가자나 보건의료 제공자들의 목표를 기초로 한 운동처방에 특별한 고려사항들을 제시해야 한다.
- 처음에 운동 트레이닝은 중강도로 실시하고, 적응이 되었다면 조금 더 고강도의 운동으로 강도를 높인다.
- 전체적으로 최소 1주에 150분 또는 거의 매일 30분 정도의 운동이 필요하며, 대사증후군 환자들이 대부분은 체중감량을 위해 주당 300분, 또는 일주일에 5회 50~60분씩 운동을 실시해야 한다. 이러한 신체활동량은 매일 운동 지속시간에 최소한 10분씩 여러 번 나눠서 하거나, 중·고강도의 다양한 신체활동 형태로 늘릴 수 있으며, 체중 감량을 유지하기 위해 운동량을 60~90분으로 늘릴 필요가 있다.

2) 당뇨병(diabetes mellitus)

포도당은 우리 몸이 사용하는 가장 기본적인 에너지원이다. 혈액 속에 포도당 농도를 혈당이라고 하는데 혈당은 췌장에서 생산되는 인슐린과 글루카곤이라는 두 가지 물질에 의해 일정한 수준으로 유지된다. 당뇨병이란 혈당조절에 필요한 인슐린의 분비나 기능장애로 인해 발생된 고혈당을 특징으로 하는 대사성 질환이다. 당뇨병은 제1형 당뇨(인슐린 의존형 당뇨병), 제2형 당뇨(인슐린 비의존형 당뇨병), 임신성 당뇨, 다른 특별한 발생으로 인한 당뇨 등 4가지 형태이지만 대부분의 환자들은 제2형 당뇨병(거의 90%)과 제1형 당뇨병(5~10%)에 해당한다. 당뇨병은 세계적으로 1억 8천만 명이 넘는 사람들이 앓고 있으며, 세계보건기구는 2030년에 이 수치가 두 배가 넘을 것이라 예상한다. 제2형 당뇨병에 대한 국내 유병률은 계속적으로 높아지고 있다.

당뇨병 발생 주요 위험인자로는 유전적 요인으로 만약 부모가 모두 당뇨병인 경우 자녀가 당뇨병이 생길 가능성은 30%, 한 사람만 당뇨병인 경우는 15% 정도이다. 유전적 요인을 가진 사람에게 여러 가지 환경적 요인으로 비만, 연령, 성별, 과체중, 호르몬분비, 지방대사이상, 면역염증반응, 고혈압, 알코올, 담배, 스트레스 등이 함께 작용하여 당뇨병이 발생한다.

(1) 진단 및 분류

당뇨병은 증상과 혈당검사로 진단하며 구체적인 기준은 아래 표와 같다.

당뇨병 진단 기준

정상	당뇨병 전기	당뇨병
공복시 혈당 < 100mg/dl	IFG = 공복 시 혈당 100~125mg/dl IGT = 식후 2시간 뒤 혈당 140~199mg/dl (OGTT 동안)	증상이 있는 일상적인 혈당 ≥ 200mg/dl 공복시 혈당 ≥ 126mg/dl OGTT 동안 포도당 경구 투여 후 2시간 뒤 혈당 ≥ 200mg/dl

IFG: 공복시 혈당장애(적어도 8시간), IGF: 내당능 장애, OGTT: 경구내당검사

당뇨병 관리 목표의 가장 기본은 혈당을 조절하는 것이다. 바람직한 혈당 조절 목표는 공복혈당은 70~100mg/dl이며, 식후 2시간 혈당은 90~140mg/dl이며, 당화혈색소는 50.7% 미만으로 유지하는 것이다. 그 외 당뇨병의 만성 합병증의 하나인 신장과 혈관합병증을 예방하기 위해 혈압을 조절하고, 동맥경화를 예방하기 위해 고지혈증 관리 즉, 콜레스테롤을 조절하는 것이 필요하다.

(2) 운동검사

저강도에서 중강도의 운동프로그램을 실시하거나 심장혈관질환과 낮은 위험군의 증상이 없을 경우는 운동검사는 필요하지 않다. 그러나 심장 발작의 위험이 높은 당뇨병 환자는 고강도 운동프로그램 시작을 원하는 사람의 경우에는 심전도 모니터링을 포함한 점증적 운동부하검사를 의학적 감독 하에 수행해야 한다. 운동프로그램이 시작하기 전에 당뇨병 합병증을 확인하고 광범위한 의학적 평가를 받아야 한다.

(3) 운동처방 및 특별한 고려 사항

운동처방의 일반적인 권장사항이 당뇨병 환자에게 적용이 되며, 심폐체력을 향상시키는 것에 목적이 있다. 제1형 당뇨병 환자는 일차적인 목적은 인슐린 민감성을 증가시켜 혈당을 유지하고자 하는 것이며, 제2형 당뇨병의 경우는 건강한 체중 감소를 유지하고 혈당강하를 향상시키는데 있다.

당뇨병 환자를 위한 유산소 운동에 대한 운동처방 권장 사항은 아래와 같은데, 유산소 운동, 저항운동, 유연성 운동이 포함된다.

① 운동형태

리드미컬하고 지속적인 형태의 대근육 운동을 강조하며, 개인적인 흥미나 운동프로그램 목표를 고려해서 한다. 즉, 유산소 운동 전신운동으로 일상적인 청소, 산책, 걷기, 조깅, 자전거타기, 수영, 체조, 계단오르기, 가벼운 등산, 구기운동 등을 추천한다.

② 운동강도

운동 자각도(RPE) 11~13정도에 상응하는 이마에 땀이 흐르는 정도. 숨이 차는 정도, 땀에 옷이 젖는 정도로 중강도 운동에서 고강도 운동으로 진행한다. 혈당조절을 위해서는 중강도 이상의 강도가 더 도움이 된다.

③ 운동시간 및 빈도

제2형 당뇨환자의 경우 최소한 주당 150분, 중강도의 운동은 필요하며, 유산소 운동 시 적어도 10분 이상 지속하며 나누어서 실시한다. 더 추가적인 이득을 얻기 위해서는 주당 300분 이상의 중강도와 고강도로 주당 3~7일 신체활동이 필요하다. 가능하다면 자주 하는 게 좋고 주당 5회가 적절하다.

④ 진행

칼로리 소비를 높이기 위해 운동기간을 지속적이고 축적될 수 있도록 증가시킨다. 체력을 향상시키기 위해 고강도의 신체활동을 추가하도록 해야 한다. 저항운동은 금기상이 없는 당뇨병 환자에게 권고 되어야 한다.

특별히 고려래야 할 사항은 저혈당 예방이다. 저혈당은 70mg/dl 미만의 경우를 말하며 운동을 하는 당뇨병 환자에 가장 일반적인 문제이다. 일반적인 증상은 어지러움, 무력감, 비정상적인 식은땀, 구역질, 불안, 허기짐 등이 있으며, 운동시기나 당분 섭취를 고려한다. 또한 운동 시 심박수와 혈압이 무뎌지므로 운동강도를 평가하는데 운동 자각도(RPE)가 사용되어야 하며, 자율신경 장애가 올 수 있으므로 체온조절을 주의하고, 말초신경증 환자의 경우 발의 궤양을 막기 위해 발 관리에 신경을 써야하고 발에 손상을 줄 수 있는 조깅 같은 운동은 피하는 것이 좋다. 또한 무거운 운동기구를 이용한 저항운동 예를 들면, 웨이트 리프팅 등은 젊은 당뇨병 환자에서는 허용 될 수 있으나 노인 당뇨병 환자나 오랜 기간 동안 당뇨병을 앓아 온 환자에서는 피해야만 한다. 가벼운 무게의 운동기구를 이용한 중강도의 웨이트 트레이닝은 당뇨병이 있는 거의 모든 환자에게 체력을 유지시키고 강화시키기 위해서 적절하게 시행할 수 있다.

3) 고혈압(hypertension)

혈압이란 혈관 속을 흐르는 혈액의 압력으로 일반적으로 팔의 동맥에서 측정한 동맥 압력을 의미한다. 심장의 펌프작용은 심장의 수축과 이완에 의해 발생하기 때문에 팔에서 측정한 동맥의 압력은 좌심실이 수축할 때 가장 높아진 순간을 수축기 혈압이라고 하고, 이완할 때 가장 낮아진 순간의 압력은 이완기 혈압이라고 한다. 고혈압이란 혈압이 비정상적으로 높게 그리고 지속적으로 유지되는 상태이다. 우리나라 성인의 약 30% 이상에서 발생되는 아주 흔한 질환이며 고혈압은 고혈압이 되어도 특별한 자각 증상이 없기 때문에 '침묵의 살인자'라고도 불리며, 중풍 및 동맥경화증 등의 위험한 합병증을 유발시키는 질병이다.

고혈압은 발생 원인에 따라 원인이 명확하지 않은 고혈압증인 1차성 고혈압(본태성 고혈압)이 90~95% 정도 차지하고, 다른 질환에 의해 발생하게 되는 2차성 고혈압이 5~10% 정도 차지하고 있다. 고혈압의 위험인자는 나이, 가족력이 있고, 환자가 조절할 수 있는 위험인자로 비만, 활동감소, 흡연, 염분섭취, 스트레스 등이 있다. 고혈압은 동맥경화증, 죽상경화증, 대동맥류, 관상동맥질환, 뇌혈관질환 등의 합병증이 발생될 수 있으며, 신장이 손상이 되거나 눈 등에도 영향을 미칠 수 있으므로 정기적인 혈압 측정을 해보는 것이 필요하다.

(1) 진단 및 분류

고혈압을 진단하기 위해서는 여러 차례 혈압을 측정하여 지속적으로 높다는 사실이 확인되어야 한다. 의료기관에서 다른 날 2회 이상 측정한 혈압이 수축기 혈압 140mmHg 이상이거나, 이완기 혈압 90mmHg 이상인 경우에 고혈압이라고 하며, 진단 및 분류는 아래 표와 같다.

고혈압의 분류(질병관리본부, 2014)

분류	수축기 혈압(mmHg)	이완기 혈압(mmHg)
정상	< 120	< 80
전고혈압	120-139	80-89
1단계 고혈압	140-159	90-99
2단계 고혈압	160 이상	100 이상

(2) 운동 검사

고혈압 환자들은 혈압 수준과 다른 심장혈관질환 위험인자의 유무, 표적 기관 손상 등에 따라 권장 사항이 틀리므로 운동검사에 앞서 의학적 검사를 받아야 하고 환자의 임상적 상태에 따라 운동강도가 다르다. 중강도에서 고강도 형태의 운동을 계획하고 증상별로 제한된 운동검사를 하고 감독이 필요하다. 안정시 혈압이 수축기 혈압이 ≥200mmHg 또는 이완기 혈압이 ≥110mmHg가 측정된 환자는 운동 검사가 금지된다. 또한 베타 차단제를 복용하는 환자의 경우 심박수의 반응이 희박하거나 최대능력이 감소할 수 있으며, 운동검사 중 수축기 혈압이 〉250mmHg이거나 이완기 혈압이 〉115mmHg인 경우 운동 검사가 중지되어야 한다.

(3) 운동처방과 특별한 고려사항

고혈압에 대한 운동요법의 목적은 각종 혈관 장애를 예방하고 고혈압 상태를 개선하고 치료하는데 있다. 고혈압의 위험을 예방하기 위해서는 고혈압의 증세가 가벼울 때부터 적극적으로 실천하는 생활이 필요하다. 고혈압 환자에게 규칙적인 유산소운동을 지속적으로 하면 혈압이 내려갔다는 여러 보고가 있다. 유산소 운동을 중점으로 해야 하며 저항운동의 경우 중강도로 실시하는 것이 권장된다. 유연성 운동은 건강한 성인의 가이드라인을 기준으로 하여 준비운동과 정리운동 과정에서 이루어지도록 한다.

고혈압 환자를 위한 운동처방은 다음과 같다.

① 운동형태

걷기, 조깅, 자전거타기, 수영과 같은 유산소 운동에 중점을 두어야 한다. 저항운동을 할 경우 머신 웨이트나 프리 웨이트를 이용하여 주요 근육 부위를 대상으로 8~10가지의 서로 다른 운동으로 구성해야 한다.

② 운동강도

중강도의 유산소 운동, RPE 11~13(쾌나 가볍게~약간 힘들게)가 적합하며, 저항운동을 추가하여 실시할 경우 1RM의 60~80%로 하는 것이 좋다.

③ 운동시간 및 빈도

유산소 운동은 되도록 매일 하도록 하며, 하루에 지속적 또는 간헐적으로 30~60분 정도 실시한다. 저항운동은 주당 2~3회로 하며, 최소한 한 세트에 8~12회 반복 횟수로 구성하는 것이 좋다.

특별히 고려할 사항은 안정시 수축기 혈압이 〉200mmHg 또는 이완기 혈압이 〉110mmHg의 수치가 계속해서 유지된다면 운동을 해서는 안 되며, 운동을 하는 동안에는 수축기 혈압이 ≤220mmHg, 이완기 혈압 ≤105mmHg의 수치를 유지하도록 하는 것이 바람직하다. 베타 차단제와 이뇨제는 일부 환자들에게 체온조절 기능에 악영향을 미치거나 저혈당증을 유발하므로, 예방 조치를 미리 알려주는 것이 필요하며 혈관확장제와 같은 혈압강하제는 운동 후에 혈압을 갑작스럽게 내릴 수 있으므로 정리운동 시간을 늘려서 증상을 주의 깊게 관찰하도록 한다. 허혈성 질환을 가지고 있는 환자의 경우, 운동하는 동안에 허혈을 발생하는 경우 운동강도를 그 질환의 역치 아래로 조절해야 한다. 그리고 저항운동 시 발살바(Valsalva Maneuver) 호흡법(숨을 들이마셔서 호흡을 고정한 채로 상체의 지지력을 최대화하는 리프팅 방식에 사용하는 호흡법)은 피하도록 한다.

4) 이상지질혈증(dyslipidemia)

이상지질혈증 혹은 고지혈증은 지방대사의 조절 이상으로 혈액 속에 콜레스테롤 및 지방질 성분이 많이 있는 질환이다. 이는 동맥경화증 및 각종 심장혈관질환의 위험인자이기도하다. 고지혈증이란 혈액 속에 콜레스테롤이나 중성지방의 수치가 높아진 상태를 의미하는 것으로, 이상지질혈증이란 콜레스테롤과 중성지방 등의 지질의 상승뿐만 아니라 고밀도지단백 콜레스테롤(HDL-cholesterol)이 감소한 상태도 포함된다. 콜레스테롤은 조직세포를 구성하는 긍정적인 역할이 있으나 정상치 이상은 동맥경화나 관상동맥 질환의 중요한 원인이 되며, 동맥 벽에 플라크를 증가시켜 협심증이나 심근경색, 뇌졸중과 같은 심혈관계 질환을 일으킬 수 있다. 한국인의 경우 성인남녀의 약 10%가 고지혈증을 가지고 있으며, 50대 이상의 30%가 이상지질혈증 환자로 나타났다. 이러한 현상은 육류섭취의 증가나 각종 스트레스와 운동부족 등으로 비만이 늘어남에 따라 증가되는 추세이다.

(1) 진단 및 분류

이상지질혈증은 유전성 고지혈증과 이차성 고지혈증으로 나눌 수 있다. 유전성 고지혈증은 가족 중 고지혈증 환자가 있으면 그 출현 빈도가 높게 되며, 후천적으로 발생하는 이차성 고지혈증의 원인은 포화지방산이 많이 함유된 동물성 지방과 당질의 과다 섭취, 비만, 질병(갑상선 기능 저하증, 당뇨병, 신장병 등) 그리고 약물 남용 등을 들 수 있다. 이상지질혈증은 아무런 자각증상이 없어 오직 혈액검사로만 알 수 있다. 만약 이상지질혈증이 원인이 되어 어떤 증상이 나타났다면 이미 심장혈관질환이나 뇌혈관질환과 같은 합병증이 진행된 상태라고 본다. 활발한 신체활동은 콜레스테롤이나 LDL-콜레스테롤의 수치를 낮출 수 있으며, 식염 섭취량을 줄이고, 표준치 이하의 칼로리 섭취, 적당한 단백질, 동물성 지방의 조절, 비타민이 풍부한 식사를 하면 이상지질혈증을 예방할 수 있다. 운동이 지질성분의 변화를 보이지만 이들의 변화가 이상지질혈증 환자들에게는 일반적이지 않지만 운동은 다른 심장혈관 위험요인을 조절하는데 효과가 있고, 고지혈증 환자는 약물요법, 식이요법, 운동요법을 적절히 병행해야만 성공적으로 치료할 수 있으므로 특히, 신체활동 증가와 체중감소는 꼭 실시해야 한다. 이상지질혈증을 판정하는 미국심장협회(American Heart Association)와 미국심장학회(American College of Cardiology)의 자료를 보면 다음과 같으며, LDL-콜레스테롤의 합리적인 수치는 70mg/dl라고 규정한다.

콜레스테롤 지침(ACSM, 2014) (단위 mg/dl)

저밀도지단백 콜레스테롤	
< 100	정상
100-129	정상 이상
130-159	높은 경계
160-189	높음
≥ 190	매우 높음
총 콜레스테롤	
< 200	바람직함
220-239	높은 경계
≥ 240	높음
고밀도지단백 콜레스테롤	
< 40	낮음
≥ 60	높음
중성지방	
< 150	정상
150-199	높은 경계
200-499	높음
≥ 500	매우 높음

(2) 운동 검사

이상지질혈증이 나타나는 경우 운동검사 전 위험 분류를 확인해야 하며, 심장혈관질환의 원인이 되기 때문에 주의를 해야 하며, 운동검사를 허가받은 이상지질혈증 환자에게는 표준적인 운동검사방법과 프로토콜을 이용하면 되며, 다른 질환(대사증후군, 비만, 고혈압)이 있는 경우 해당 질병의 특별한 고려사항을 참고하도록 한다.

(3) 운동처방과 특별한 고려사항

중복된 질병이 없는 이상지질혈증 환자에 대한 운동처방은 건강한 사람들에 대한 운동처방과 매우 비슷하며, 큰 차이점은 건강한 체중유지가 중점이 되기 때문에 유산소 운동 프로그램이 기초가 된다. 저항운동과 유연성 운동은 이상지질혈증의 일차적인 치료를 위해 고안된 유산소 운동 프로그램에 부수적인 프로그램이다. 건강한 체중감량을 유지하기 위해 주당 250분 초과 운동을 권장한다.

① 운동형태

일차적인 운동방법은 대근육군을 이용한 유산소 운동이다. 균형 운동의 한 부분으로 저항운동과 유연성 운동을 포함한다. 다른 중복 이환이 없는 환자의 경우 건강한 성인을 위한 저항운동 트레이닝의 지침을 따를 수 있다.

② 운동강도

이마에 땀이 흐르는 정도. 숨이 차는 정도, 땀에 옷이 젖는 정도로 중강도 운동에서 고강도 운동을 권장한다. 예를 들어 산보, 등산, 달리기, 자전거타기, 수영 등을 약간 힘들다고 느껴지는 정도나, 호흡의 곤란을 느끼지 않으면서 알아들을 수 있게 이야기할 정도로 한다.

③ 운동시간 및 빈도

하루에 30분에서 60분을 권장하나, 체중감소를 촉진하기 위해서 50~60분 또는 그 이상의 운동이 권장된다. 지속시간은 적어도 10분 이상 간헐적으로 권장사항을 지키면서 하는 운동이 지속적인 운동을 대신하는 효과적인 방법이다. 또, 에너지 소비를 최대화하기 위하여 주당 5일 이상 운동을 한다.

특별히 대사증후군, 비만 그리고 고혈압과 같은 다른 질환이 있는 환자라면 운동처방을 수정할 필요가 있으며, 근육 손상을 야기할 수 있는 약물을 복용하는 사람은 근육 약화와 통증을 경험할 수 있으므로 약을 복용하는 동안 운동을 할 때 일반적이지 않은 근육통을 경험한다면 의사와 상담해야 한다.

5) 관절염(arthritis)

관절염과 류마티스 질환은 통증과 장애의 주요 원인이며, 류마티스 관절염은 관절조직에 대해 면역계의 병리적 활동에 의한 만성적인 전신 염증질환으로 자가면역질환의 일종이다. 골관절염은 퇴행성 관절질환으로 국소적인 관절에 점진적인 관절 연골의 소실 및 그와 관련된 이차적인 변화와 증상을 동반하는 질환이다. 관절을 보호하고 있는 연골의 점진적인 손상이나 퇴행성 변화로 인해 관절을 이루는 뼈와 인대 등에 손상이 일어나서 염증과 통증이 생기며, 관절의 염증성 질환 중 가장 높은 빈도를 보인다.

골관절염의 경우 노화현상의 일부라고 생각하나 부위에 따라 그 원인의 차이를 보일 수 있는데, 척추의 경우 직업적으로 반복되는 작업이나 생활습관 등이 원인이거나, 엉덩이 관절은 무혈성 괴사와 엉덩이 관절 이형성증, 혹은 외상이 많은 원인을 차지하며, 무릎 관절의 경우 나이, 성별(여성) 및 몸무게가 주된 원인 인자로 작용한다. 노인인구의 증가에 따라 그 발병확률도 증가하며, 특히 여성에게서 더 많이 나타나며, 남성은 엉덩이 관절에서 여성은 손이나 무릎 관절에서 더 많이 나타나는 경향을 보인다.

(1) 진단 및 분류

특별한 기질적 원인 없이 나이, 성별, 유전적 요소, 비만, 특정 관절 부위 등의 요인에 따라 발생하는 일차성 또는 특발성 관절염과 관절 연골에 손상을 줄 수 있는 외상, 질병 및 기형 등이 원인이 되어 발생하는 이차성 또는 속발성 관절염으로 분류한다. 골관절염에서 가장 흔하고 초기에 호소하는 증상은 관절염이 발생한 부위의 국소적인 통증이며, 전신적인 증상이 없는 것이 류마티스 관절염과의 차이점의 하나이다. 통증은 처음에는 해당 관절을 움직일 때 심해지다가 병이 진행되면 움직임에 관계없이 지속적으로 나타나며, 무릎 관절에 발생한 경우 관절 모양의 변형과 함께 걸음걸이의 이상을 보이거나 엉덩이 관절에 발생한 경우 자세 이상을, 손의 관절염의 경우 손가락 끝마디에 골극(가시 같은 모양으로 덧자라난 뼈)이 형성되기도 한다. 골관절염은 환자의 자세한 병력을 분석하고 x-ray, 골스캔, 자기공명영상(MRI) 등으로 추정 진단이 가능하며, 확진은 관절경이나 수술 등을 통하여 퇴행성 변화를 직접 확인하므로 가능하다.

치료방법은 보존적 치료방법으로 생활습관 개선, 약물요법, 관절에 대한 국소치료 등의 보존적 치료방법과 수술적 치료방법이 있으며, 관절염의 증상으로 근육이 위축될 수 있기 때문에 근육강화와 운동범위의 회복은 관절의 부하를 감소시킬 수 있으며, 적절한 휴식과 운동을 균형 있게 시행하는 것이 증상을 호전시킨다.

(2) 운동 검사

관절염을 가진 대부분의 사람들은 증상 제한 운동검사를 받아야 한다. 관절염이 있는 사람들에 대해 특별히 고려할 사항은 다음과 같다.
- 힘든 강도의 운동은 급성 염증에는 금기사항이다.
- 일부 관절염 환자들은 트레드밀 걷기를 참을 수 있지만, 통증을 줄이면서 심장혈관 기능에 더 좋은 자전거 운동만 사용하거나 팔자전거 운동을 함께 사용한다. 검사 받는 사람의 통증을 최소화하는 운동방법을 이용해야 한다.
- 점증적 운동부하검사를 시행하기 전에 충분한 시간 동안 저강도 수준의 준비운동을 하게 한다.
- 통증 수준을 관찰하면서 실시한다.
- 근력과 근지구력은 일반적인 프로토콜로 측정할 수 있다. 그러나 통증은 손상 받은 관절의 최대 근수축을 제한할지도 모른다.

(3) 운동처방과 특별한 고려사항

일반적으로 관절염 환자에 대한 운동처방에 대한 권고사항은 유산소 운동, 저항운동, 유연성 운동이다.

① 운동형태

유산소 운동은 걷기, 사이클, 수영 같은 관절 스트레스가 적은 활동이 좋으며, 특히 하체에 관절염이 있는 경우는 달리기나 계단 오르기, 멈췄다 다시 시작하기 등의 고강도 활동은 권장하지 않는다. 저항운동은 건강한 성인을 위한 권장사항과 같이 모든 주요 근육군을 포함하며, 관절가동범위(range of motion, ROM) 운동을 포함한 유연성 운동도 필요하다.

② 운동강도

최적의 유산소 운동강도는 정해지지 않았지만 저강도에서 중강도로 운동하는 게 가장 적합하다. 컨디션이 아주 낮은 환자의 경우에는 저강도보다 낮은 운동도 가능하다. 저항운동의 경우 저강도에서 중강도(40~60% 1RM)로 운동으로 10~15회 반복하는 것을 권장한다.

③ 운동기간 및 빈도

유산소 운동은 주당 150분까지 증가시키는 것이 목표이며, 운동을 지속하기 어려운 경우나 개인의 통증 수준에 따라 10분씩 필요하다면 더 적게 간헐적으로 운동할 수도 있다. 저항운동의 경우 반복횟수나 세트 수에 대해서는 알려져 있지 않으며, 통증 수준이나 다른 증상에 따라 달라질 수 있다. 유산소 운동은 주당 3~5일, 저항운동은 주당 2~3일, 유연성 운동은 가능하다면 매일하는 것이 중요하다.

관절염이 있는 사람에게 운동처방을 할 때 아래에 제시되어 있는 고려사항을 추가한다.

- 급성 발적과 염증기 동안 심한 운동은 피한다. 그러나 이 기간 동안 최대 관절가동범위로 관절을 천천히 움직이는 것

이 적절하다.
- 통증이나 기능적인 제한을 가지고 있는 경우, 주당 150분 이하의 유산소 운동을 할 수 있다. 통증을 최소화하기 위해 5~10분간의 적절한 준비운동과 정리운동을 하며 전체적인 관절의 가동범위로 천천히 움직여야 한다.
- 관절염이 있는 사람에게 운동 시에 또는 운동 직후에 약간의 불편감이 있다는 것을 알려주고, 이러한 불편감이 관절의 손상 악화를 의미하지 않는다는 것을 알린다. 그러나 만약 관절 통증이 운동 후 2시간 동안 지속되고 운동 전의 통증보다 심해진다면, 다음 시기에는 운동시간과 강도를 줄여야 한다.
- 운동은 하루 중에서 통증이 전형적으로 최소화되고, 통증 약물이 최고로 작용하는 때에 운동하도록 하며, 충격과 안정성을 가진 적절한 신발을 신는 것이 좋다.
- 하지에 골관절염이 있는 경우는 과체중이거나 비만하기 때문에 체중감소가 필요할 수 있으니 참고한다.
- 앉았다 일어서기, 계단 오르기와 같은 기능적 운동이 가능하다면 근신경 조절과 평형성을 향상시켜 일상 생활능력을 유지할 수 있도록 한다.
- 수중운동을 위해서는 수온이 28℃에서 31℃의 따뜻한 물이 근육을 이완시키고, 통증을 줄이는 데 도움을 준다.

6) 골다공증(osteoporosis)

골다공증은 뼈의 강도가 약해져서 쉽게 골절되는 골격계 질환이다. 뼈는 성장이 멈춰있는 조직이 아니라 일생동안 지속적으로 생성과 성장, 흡수의 과정을 반복하며 변하는 장기이다. 1년마다 10%의 뼈가 교체되고 10년이 지나면 모두 새로운 뼈로 교체된다. 20대에서 30대까지 골밀도가 가장 높고, 그 이후로 조금씩 감소하다가 여성의 경우 폐경 첫 5년간 급속도로 골밀도가 약해진다.

우리나라의 경우 약 200만명의 골다공증 환자가 있을 것으로 추산되며, 골다공증성 골절 환자도 연간 약 5만명 정도로 추산되고 있다. 특히 고령층이 골다공증에 의한 골절의 위험이 높기 때문에 고령화 사회로 인해 골다공증성 골절과 합병증은 늘어나게 될 것이다. 골다공증은 주로 여성에게 영향을 미치는 질환으로 보이지만, 남성들도 골다공증성 골절의 위험이 증가하게 되며 50세 이상의 여성은 2명 당 1명이, 남성에서는 4명 당 1명이 그들의 생애주기에 걸쳐 골다공증과 관련된 골절로 고통 받을 수 있다.

골다공증은 뼈가 부러져서 골다공증을 발견하게 되는 경우가 많아 주요 증상은 골절이라고 할 수 있고, 손목, 척추, 대퇴골 골절이 흔히 발생한다. 골다공증에 의한 골절이 발생하면 이후 재골절의 위험이 2~10배 증가하며, 세계보건기구에서 골절 위험도를 추정하는 분석표에 이용되는 골절 위험인자는 연령(고령), 성별(여성), 낮은 BMI(body mass index), 과거 골다공증 골절 병력, 부모의 대퇴골 골절 병력, 류마티스 관절염, 이차성 골다공증, 현재 흡연, 과음, 부신피질호르몬, 대퇴골 골밀도로 이런 인자를 많이 갖고 있을수록 골절의 위험이 증가한다.

(1) 진단 및 분류

골다공증은 노화에 의하여 자연적으로 발생하는 일차성 골다공증과 여러 질환 및 약물 등으로 발생하는 이차성 골다공증으로 분류할 수 있다.

뼈의 강도를 결정하는 요소는 뼈의 질(구조, 미세손상, 뼈의 교체율, 뼈의 무기질 정도)과 뼈의 양이다. 현재까지는 뼈의 질을 전체적으로 평가할만한 만족스러운 지표가 없기 때문에 뼈의 양을 측정하는 골밀도를 측정하여 골다공증 진단에 사용하며, 세계보건기구는 같은 성별에서 건강한 성인 평균 골밀도 수치와의 차이를 기준으로 하는 골다공증 진단 기준을 제시하고 있다. 폐경 이후의 여성과 50세 이상의 남성의 경우에 T-값(동일한 성별에 건강한 성인과의 차이)에 따라 진단하며, 소아, 청소년, 폐경 전 여성과 50세 이전 남성에서는 Z-값(같은 연령대와의 차이)을 사용하는데 Z-값이 -2.0 이하이면 연령 기대치 이하로 정의하여 이차성 골다공증의 가능성을 생각해 한다.

골다공증의 진단기준(보건복지부, 2014)

분류	T-값
정상	> -1.0
골감소증	-1.0 ≥ T-값 > -2.5
골다공증	≤ -2.5
심한 골다공증	≤ -2.5이면서 골절이 있는 경우

(2) 운동검사

골다공증 환자들에게는 운동검사를 시행할 때 고려사항으로는 심장혈관 기능 측정을 위한 운동부하검사를 할 때 심각한 척추 골다공증 환자들이 걷는 것을 힘들어하기 때문에, 트레드밀보다는 자전거 에르고메터를 이용하는 것이 좋다. 수직압박 골절이 발생하면 키가 줄어들고 척추 변형이 일어나 환기능력이 손상되고 무게중심이 앞으로 쏠리게 되므로 트레드밀 걷기 시 균형을 잃을 수 있으며, 비록 최대근력검사에 대한 금기사항이 없더라도 심각한 골다공증 환자에 있어서는 최대근력검사는 금지된다.

(3) 운동처방과 특별한 고려사항

골다공증 환자들을 위한 운동처방은 두 유형 환자 집단, 즉 한 가지 이상의 골다공증 위험인자를 가지고 있는 사람(예, 현재 낮은 골밀도, 연령, 여성) 또는 골다공증이 있는 사람으로 구분하여 지침사항을 살펴볼 수 있다.

① 운동형태

테니스, 계단 오르내리기, 조깅을 겸한 걷기와 같은 체중부하 유산소 운동과 농구와 배구와 같은 점프를 포함한 운동, 아령이나 역도 올리기 같은 저항운동을 한다. 골다공증이 있는 환자의 경우 격렬한 움직임이나 강한 충격을 가하는 운동이나 점프 운동 시 주의한다.

② 운동강도

중강도(60~80% 1RM, 8~12회 반복횟수)에서 고강도(80~90% 1RM, 5~6회 반복횟수)를 시행한다. 골다공증이 있는 환자의 경우는 중강도의 체중부하 유산소 운동과 부하를 견디는 힘에 따라 중강도을 시행한다.

③ 운동시간 및 빈도

체중부하 유산소 운동은 주당 3~5일, 저항운동은 주당 2~3일 시행하며, 체중부하 유산소 운동과 저항운동을 병행하며 하루 30~60분 실시한다.

부하를 견디는 뼈의 힘에 따라 운동강도를 정량화하는 것은 어렵지만, 골다공증 환자를 위해 특별히 고려해야 할 사항으로는 고통을 유발하거나 악화하지 않는 중강도의 운동을 처방하며, 격렬한 움직임이나 강한 충격을 가하는 운동은 피하며, 척추를 구부리거나 비틀거나 압박하는 운동은 피해야 한다. 특히, 낙상의 위험이 있는 노인들에게는 몸의 균형을 향상시키는 활동을 포함해야 하고, 건강이 허락하는 한 신체활동을 유지하도록 노력한다. 신체활동은 뼈 건강에 필수적이기 때문에 신체활동은 뼈가 자라고 발달하는 동안 뼈 질량을 최대로 높이고, 노화에 따른 뼈 손실량을 늦추고, 근육을 강화시켜 골다공증으로 인한 골절을 감소시킨다.

7) 관상동맥질환(coronary heart disease)

심장은 온 몸에 혈액을 순환시키는 펌프역할을 하는 장기이다. 심장의 운동에 의해 혈액이 전신을 순환하면서 산소와 영양분을 공급하고 이산화탄소와 노폐물을 배출하는데, 심장 주위에 관상동맥이라는 특수한 혈관이 둘러싸고 있으며 심장에 산소와 영양분을 공급하는 역할을 담당한다.

협심증은 관상동맥의 폐쇄나 협착에 의해 심장근육에 충분한 혈액공급이 이루어지지 않아 생기는 흉부의 통증을 말하며, 가장 흔한 심장질환이 관상동맥질환의 주요증상이다. 관상동맥질환은 심장에 혈액을 공급하는 관상동맥에 플라크(plaque)라고 불리는 끈적끈적한 물질이 침착되어 심장으로의 혈액 공급이 감소되면서 생긴다. 전형적인 증상은 흉부 중앙의 불편한 압박감, 가슴이 꽉 찬 느낌 또는 쥐어짜는 느낌이나 흉부의 통증으로 나타나며, 이는 빨리 걸을 때, 계단을 오를 때, 무거운 것을 들 때와 같이 신체 움직임이 많아질 때 주로 발생한다. 흉통은 3~5분 정도 지속되다가 안정이 되면 사라진다.

급성심근경색은 심장의 근육에 혈액을 공급하는 관상동맥이 여러 가지 원인에 의해 갑자기 막혀서 심근에 괴사가 일어나는 질환이다. 우리나라에서 가장 흔한 사망 원인 중의 하나이다. 심근경색증의 초기 사망률은 약 30%에 달하며, 사망자의 50% 이상은 병원에 내원하기도 전에 사망하는 것으로 알려져 있다. 급성심근경색의 가장 근본적인 원인은 동맥경화증이며, 이는 혈관의 벽에 콜레스테롤이 침착되어 혈관 내부의 지름(내경)을 좁게 만들며, 좁아진 혈관으로 인해 혈류에 장애를 초래하는 혈관 질환이다. 동맥경화증의 위험인자를 살펴보면, 나이(남자≥45세, 여자≥55세), 성별(남자〉여자), 인종(백인〉황인종), 가족력(직계가족, 남자〈55세, 여자〈65세)로 변경 불가능한 인자와 변경 가능한 위험인자로 흡연, 고지혈증, 고혈압, 당뇨병, 비만, 운동부족, 통풍, 폐경과 경구피임제, 음주, 스트레스 등이 있다.

심근경색증의 증상 중 가장 흔히 느낄 수 있는 증상은 가슴통증이다. 둔탁한 통증이 조이거나, 짓누르거나, 쥐어짜는 듯이 느껴지며 명치부나 가슴 한 가운데의 통증이 전형적이며, 30분 이상 지속되는 가슴통증과 함께 땀이 날 시 급성심근경색을 강력히 의심할 수 있으므로 즉시 병원으로 간다. 흉통 외에도 호흡곤란, 의식의 혼돈이 올 수 있으며 심근경색 환자의 20~30%에서는 흉통이 없기 때문에 급사의 위험이 있다.

(1) 운동처방 및 운동 시 유의사항

심장질환자를 운동시킬 때는 안전성을 고려해야 할 뿐만 아니라 그 사람의 직장 또는 일상의 신체활동에서 필요한 것은 무엇인지, 근골격계 기능에 제한은 없는지, 현재와 이전의 신체활동

수준은 어느 정도였는지를 염두에 두어야 할 것이며, 환자의 건강과 체력을 어느 수준까지 올려야 할지 그 목표도 설정하여야 한다.

아래 표를 참고로 하여, 전반적으로 체력을 향상시켜 일상생활에 도움이 될 수 있도록 하는 것이 중요하다. 가급적 환자들을 유연성 운동과 근력 운동을 포함한 다양한 신체활동(런닝머신, 사이클, 암에르고미터, 스텝운동, 노젓기 등)에 참가하도록 하여야 한다. 운동처방에 있어 특히 운동강도에 중점을 두어야 하는데 이는 운동강도가 프로그램의 효용성과 안정성에 가장 큰 영향을 주는 요인이기 때문이다. 심장질환자에게 적합한 운동강도는 적어도 '트레이닝 효과'를 기대할 수 있는 최소 수준 이상이어야 하며, 환자들이 운동 중에 비정상적인 증상을 일으키지 않는 범위 안에 있어야 한다. 어떤 방법으로든지 운동강도의 안전 상한선을 설정하는 것은 매우 중요하다. 체력수준이 매우 낮은 대부분의 심장질환자들에게 심폐지구력을 증진시킬 수 있는 최소 운동강도는 여유산소소비량(VO_2R)의 45% 수준 중강도이며, 저강도 또는 중등도의 운동으로도 최대산소소비량(VO_2max)을 증진시킬 수 있는 이유는 운동시간이나 운동빈도를 증가시킴으로써 낮은 수준의 운동강도를 보상할 수 있다.

최소한 30~60분의 중강도의 운동을 일주일에 3~4회하면서 보조적인 수단으로 일상 중의 활동(일터에서 가급적 빨리 걷기, 계단을 이용하기, 정원 가꾸기, 집안일 등)을 늘리는 것이 관상동맥질환자들의 심장발작과 돌연사를 방지하는데 유효하다.

사전 운동부하검사 없는 상태에서 운동처방을 할 때의 지침(ACSM, 2006)

운동구성요소	권장 사항
준비운동	
스트레칭, 힘들지 않은 체조	5~10분
근력	
모든 근육군의 저항운동*	1~20분, 일주일에 2회
심폐지구력	
빈도↑	일일 1~2회, 일주일에 5회
시간**	심근경색 : 30~40분
	심혈관우회술 : 30~45분
강도***	안정시 심박수(RHrest) +20회/분
RPE(운동 자각도) 11~13	
운동유형****	트레드밀, 자전거에르고미터, 암에르고미터, 관절가동운동, 계단오르기
정리운동	
저강도의 유산소 운동, 스트레칭	5~10분

* 저항운동은 일주일에 2회, 각각 10~15회 반복하는 8~10가지 운동을 1세트 한다.
** 5분 이상 운동을 지속할 수 있는 사람은 한 번에 10분까지 운동을 하도록 하되 이를 여러 번 반복하여 총 시간이 30분에서 45분 되도록 한다.
*** 이 두 가지 척도를 여유심박수(HRR)나 여유산소섭취량(VO₂R)의 백분율로 환산하면 매우 큰 개인차가 나타날 수 있다
**** 부하는 트레드밀이 1~2.5mph 속도, 0% 경사도, 자전거에르고미터가 25~50W, 암에르고미터는 25W 이하다.

8) 뇌졸중(cerebrovascular accident, CVA)

서양 의학의 아버지로 불리는 히포크라테스는 갑자기 발생하는 마비 즉, 지금의 뇌졸중에 관해 기술하여 1620년에 처음으로 뇌졸중의 병적 증상들이 밝혀졌고, 사망 후 시신에서 뇌출혈이 있었음을 알게 되었다. 부검을 통해 경동맥과 척추동맥이 뇌혈류를 공급하는 주된 혈관이며, 뇌졸중이라는 것이 혈관이 터져

혈액공급이 중단된 것도 원인이 될 수 있지만, 혈류가 막혀서 혈액공급이 중단된 것도 원인이 될 수 있다는 생각을 하기 시작하였다. 뇌졸중은 매우 응급을 요하는 질환으로 뇌에 혈류 공급이 중단되면 빠른 시간 내에 뇌세포는 죽게 되고 돌이킬 수 없는 결과를 초래한다.

뇌졸중은 뇌에 혈액을 공급하는 혈관이 막혀서 발생하는 허혈성 뇌졸중(ischemic stroke)과 뇌로 가는 혈관이 터지면서 출혈이 발생하는 출혈성 뇌졸중이 있다.

허혈성 뇌졸중은 어떤 원인에 의해 뇌혈류가 줄어들거나 중단되어 뇌 조직이 죽게 되는 뇌경색 상태가 되는데, 전체 뇌졸중의 80% 가까이를 차지하고 그 원인의 대부분은 혈전이며, 응고된 혈액 덩어리가 뇌에 산소와 영양분을 공급하는 혈관을 막아서 발생하게 된다. 혈액응고는 우리 몸에서 지혈 작용을 한다거나 몸에 상처가 났을 때 혈관들이 회복되는 것을 돕는 매우 유익한 과정이나, 혈관 안에서 발생하여 혈액의 흐름을 막는다면 끔직한 결과를 초래할 수 있다.

출혈성 뇌졸중이란 뇌에 혈액을 공급하는 뇌혈관이 어떤 원인에 의해 파열되어 출혈을 일으키면서 발생하는 뇌졸중으로 전체 뇌졸중의 20%를 차지한다. 뇌혈관이 출혈을 일으키면 해당 부위의 혈액공급이 차단되어 뇌신경이 손상될 뿐 아니라 혈액이 뇌 속에 고이면서 뇌 조직을 압박하거나, 손상된 뇌혈관이 수축을 일으키면서 추가적인 뇌손상이 유발된다.

우리나라에서 뇌졸중은 암 다음으로 중요한 사망원인이다. 뇌졸중은 인구 10만명 당 83.3명의 사망률을 보이며, 노인인구에서 젊은 성인에 비해 10~20배 정도 많이 발생하여 65세 이상의 인구 중 5% 정도가 뇌혈관 질환에 불편을 가지고 있다.

뇌는 대동맥에서 분지된 좌, 우의 경동맥과 척추동맥에 의하여 혈액공급을 받고 있는데, 부위에 따라 각 영역에 혈액을 공급하는 혈관이 구분되어 있고 각자 담당하는 기능이 다르기 때문에 어느 혈관이 문제를 일으켰는지, 손상된 뇌의 위치와 범위가 어떠한지에 따라 매우 다양한 증상을 나타낼 수 있다. 대표적인 증상으로 마비, 감각이상 및 감각소실, 두통 및 구토, 어지럼증, 언어장애, 발음장애, 운동실조증, 시각장애, 복시, 연하곤란, 혼수상태, 치매 등이 있다.

(1) 진단 및 위험인자

최근에는 뇌졸중을 진단하고 손상의 위치와 범위를 정확히 평가할 수 있는 다양한 검사들이 개발되어 환자의 진단과 치료에 적극적으로 활용되고 있는데, 전산화 단층촬영(CT), 자기공명영상(MRI), 혈관조영술, 초음파검사(경동맥 초음파, 심장 초음파) 등이 사용된다.

뇌졸중은 심각한 후유증을 남기거나 환자의 생명까지 위협할 수 있는 치명적인 질환이나 발생 초기에 신속히 진단하여 적절한 치료를 시행하면 후유증을 크게 줄일 수 있고 환자의 생명을 구할 수 있기 때문에 매우 중요한 응급성 질환이다. 혈류 공급 중단 시간이 점점 길어질수록 환자는 회복이 어려워지고 심한 합병증도 남게 된다.

뇌졸중을 근본적으로 치료할 수 있는 방법 중 가장 좋은 치료는 예방뿐이며, 과거 의사들의 주된 관심도 실제로 뇌졸중의 효과적인 예방에 있다. 뇌졸중의 예방을 위하여 알아야 할 중요한 사항은 뇌졸중에 대한 위험인자를 규명하는 것이며, 이에 따라 효과적인 약물 및 수술요법을 시행함으로써 뇌졸중의 발생을 줄일 수 있게 되었다. 뇌졸중 발생의 위험인자로 가장 중요한 것은 고혈압이다. 뇌경색환자에서 50% 이상, 뇌출혈환자에서 70~88%에서 고혈압이 있으며, 이는 동맥경화증을 유발하여 혈관의 벽이 두꺼워지거나 딱딱해지게 되고, 혈관이 좁아지고 혈관의 안벽이 상처받기 쉬워 매끄럽지 못해 엉겨 붙으면서 결국 막히게 되어 뇌경색이 일어나게 된다. 또한 혈압이 높은 경우에는 작은 혈관의 벽이 약해지다가 파열되므로 뇌출혈의 원인이 되기도 한다. 또한, 뇌졸중 환자의 75%에서 심장병이 동반된다. 협심증, 심근경색증, 심장판막증 또는 심방세동 등에 의하여 심장 내의 피의 흐름에 이상이 생겨 혈액이 심장 내에 부분적으로 정체해 있을 경우 혈전이 발생하고, 이 혈전이 떨어져나가 뇌혈관을 막게 되면 뇌경색이 발생하게 된다.

그 외 위험인자로 당뇨병, 고지혈증, 흡연, 비만, 식이습관, 알코올, 뇌졸중의 과거력 등이 있다. 한번 뇌졸중이 발병한 환자에서 위험인자에 대한 아무런 치료를 하지 않을 경우 뇌졸중이 재발할 확률이 상당히 높다.

(2) 운동처방 및 운동 시 유의사항

앞에서도 강조하였듯이 심장혈관계 질환자의 경우는 항상 갑작스런 응급상황에 처할 수 있으므로 많은 주의를 요한다. 뇌졸중 환자의 운동 목표는 일상생활 활동의 향상, 환측과 건측 모두의 근력 증가, 환측의 관절가동범위의 증가, 관절의 구축방지이다. 유산소 운동을 위해 에르고미터를 이용할 수 있고, 30% VO_2max로 시작할 수 있으며, 개인에 따라 5~60분 정도 지속하고 적어도 주당 3회 운동은 필요하다. 건측 사지의 운동성 유지를 돕고 환측 사지의 관절가동범위도 향상시킬 수 있는 유연성 운동뿐만 아니라 협응력과 평형성 프로그램을 추가할 수 있다.

일상생활에서의 유의사항으로 겨울철 추운 곳에서 오랜 시간을 있거나 갑자기 추운 곳으로 나오는 것을 피해야 하며, 특히 고혈압이나 비만한 고령자는 화장실, 목욕탕 등 급격한 기온 변화나 혈압 변화를 가져오는 곳에서 특별히 주의를 해야 한다. 염분 섭취나 변비를 예방, 스트레스 해소를 잘해야 한다.

9) 치매(dementia)

치매(인지증)는 그 자체가 하나의 질환을 의미하는 것은 아니고, 여러 가지 원인에 의한 뇌손상에 의해 기억력을 위시한 여러 인지기능의 장애가 생겨, 예전 수준의 일상생활을 유지할 수 없는 상태를 의미하는 포괄적인 용어이다. 정상적으로 성숙한 뇌가 후천적인 외상이나 질병 등 외인에 의하여 손상 또는 파괴되어 전반적으로 지능, 학습, 언어 등의 인지기능과 고등 정신기능이 떨어지는 복합적인 증상을 말하며, 주로 노년기에 많이 생기며, 현재 심장병, 암, 뇌졸중에 이어 4대 주요 사인으로 불릴 정도로 중요한 신경질환이다.

알츠하이머병(Alzheimer disease)은 치매를 유발하는 가장 흔한 원인 질환으로, 전체 치매 환자의 약 50~80%에서 원인이 된다. 알츠하이머병은 대뇌 피질세포의 점진적인 퇴행성 변화로 인하여 기억력과 언어기능의 장애를 초래할 뿐 아니라 판단력과 방향 감각이 상실되고 성격도 변화되어 결국 자신 스스로를 돌보는 능력이 상실되는 병이다. 1907년에 독일인 의사인 Alois Alzheimer가 61세 여자 환자의 병력 및 병리 소견을 발표한 것이 알츠하이머병에 대한 최초의 기록이며, 기억력과 지각력이 손상, 피해망상과 언어장애를 보였고, 증상이 점점 나빠져서 입원한 지 4년 만에 사망하였다. 부검 결과 뇌의 외견상 심하게 위축되어 있었고, 현미경 하에서 피질세포 수가 현저히 줄어들어 있었으며, 세포 안에 신경섬유 농축체가 있고 신경 세포 밖에는 신경반이 형성되어 있음을 확인하였다. 대뇌 전반에 걸쳐 발견된 이상의 임상 양상과 병리 소견은 지금도 알츠하이머병의 주요 소견으로 인정되고 있다.

(1) 진단 및 분류

치매의 원인 질환으로는 80~90가지가 알려져 있지만, 그 중에서 가장 중요한 3대 원인 질환은 알츠하이머병, 혈관성 치매, 그리고 루이체 치매이다. 알츠하이머병은 가장 흔히 발생되는 치매의 원인으로, 전체 원인의 약 50%를 차지하고, 뇌졸중 후에 발생하는 혈관성 치매는 약 10~15%, 알츠하이머병과 혈관성 치매가 동시에 발생하는 경우는 약 15%인 것으로 알려져 있다.

치매는 다발성 인지 장애와 일상생활 능력 장애의 결합으로 정의할 수 있으므로 다발성 인지기능 장애는 기억장애, 언어장애, 시공간능력 장애, 성격 및 감정의 장애, 전두엽기능 장애 중 3개 이상으로 정의하는데, 기억장애와 다른 인지장애가 하나 이상 있는 경우를 치매로 진단한다.

(2) 알츠하이머병의 위험요인과 증상

현재까지 확인된 알츠하이머병의 중요한 위험인자는 나이, 유전인자, 아포지단백 E형 유전자, 여성, 낮은 교육수준, 뇌 외상 그리고 심근경색 등이며, 이 중 나이는 가장 중요한 위험인자로

매 5년마다 2배 정도 유병률이 증가한다는 많은 보고가 있다.

알츠하이머병의 주요 증상으로 다양한 영역에서의 인지기능 장애이다. 증상은 서서히 시작되고 진행하기 때문에 그 시점을 정확히 알 수 없으나 가장 처음, 흔하게 나타나는 증상이 기억장애이다. 공간지각장애, 계산장애, 실행증, 실인증도 발생한다. 병이 진행되면 전두엽 기능장애, 문제해결 능력이나 사고나 판단력이 저하되어 일상생활능력 뿐 아니라 사회생활이 어렵게 된다. 또한 행동심리 증상으로 공격적이고, 주변을 배회하고 환각, 망상 등의 문제로 실제 병원에 입원하게 되는 경우가 생긴다.

(3) 치료

① 치매 치료의 목표 및 방향

치매의 치료는 현재까지는 완전한 것은 없다. 치매 치료의 원칙은 치매가 만성적으로 진행되는 뇌질환이기 때문에 일관성 있게 지속적으로 대처하는 것이 중요하다. 치료의 목표 및 방향도 환자와 가족의 삶의 질을 유지시키는 것으로 약물치료를 통한 증상의 완화 및 병의 급속한 진행을 억제하고, 일관적이고 지속적인 치료를 하며, 환자와 가족의 정신사회적인 종합적인 치료를 한다는 것이다.

치매의 비약물적인 치료는 환경치료, 지적 정신치료, 행동치료, 특히 회상치료를 통한 인지치료 및 다양한 재활훈련 치료 등으로 다양한 행동 정신이상의 치료에 중점을 둔다. 치매의 비약물 치료 방안을 요약하면 다음과 같다.

- 치매 환자는 복잡한 환경에 적응하기 어려워 더욱 많은 문제 행동을 일으키므로, 되도록 안전하고 단순한 환경에서 생활할 수 있도록 환경을 조성하여야 한다.

- 치매 환자의 일상생활 기능을 고려하여 일과표를 만들고, 일과표에 따라 단순하고 반복적인 생활을 하도록 한다.
- 청각과 시각에 대한 정기적인 검사를 실시하여 감각기능의 문제로 인한 문제 행동과 정신증적 증상을 예방하도록 한다.
- 문제 행동이 나타나면 우선 원인에 대해 생각해 보고 언제, 어디서, 어떻게 행동하는지에 대해 자세히 관찰한 후 적절한 대처 방법을 적용한다.
- 다양한 대처 방법으로도 문제 행동에 호전이 없으면 약물치료를 고려한다.

② 예방

일반적으로 치매를 예방하기 위하여서는 다음과 같은 방법이 제시되고 있다.

- 신체적인 건강을 유지하기 위해 자신에게 알맞은 운동을 즐겁게 한다.
- 취미생활을 갖도록 한다. 특히 세밀한 손동작을 사용하는 취미로 서예, 자수, 그림 그리기 등이 도움이 된다.
- 두뇌활동을 많이 한다. 신문이나 잡지를 매일 읽거나 글쓰기, 일기 등도 기억력을 유지하는 방법이 된다.
- 친구들과 지속적인 관계를 유지하고 가능한 한 사회활동을 많이 한다.
- 스트레스를 줄인다. 자신의 생을 정리하고 의미를 찾아 행복감을 느끼도록 하고 즐거운 마음과 긍정적인 생활태도를 가져야 한다.
- 체중을 관리하여 정상체중을 유지하고 적절한 영양소를 섭

취하고 식사관리를 한다.
- 추운 날씨에는 외출을 주의하여 뇌경색 등을 예방한다.
- 변비를 피하도록 한다. 혈압이 높은 사람은 대변을 보기 위하여 힘을 쓰다가 뇌졸중을 일으키기도 한다.
- 음주, 담배, 카페인 등을 삼간다. 과도한 음주는 직접적으로 인지기능을 저하시켜 알코올성 치매나 베르니케 코르사코프(Wernike Korsakoff) 증후군을 일으킬 수 있다. 담배는 심폐기능을 저하시켜 심근경색이나 뇌경색의 원인이 될 수 있다.
- 난청이나 시력장애를 가지고 있는 경우 새로운 정보를 접하는데 지장을 주며, 치매 환자로 의심받을 수 있으므로 보청기나 안경을 착용하여 정상적인 청력과 시력을 갖도록 하는 것이 좋다.

③ 운동

보호자와 환자가 함께 즐길 수 있는 운동으로 걷기, 수영, 테니스, 댄스 등을 택하여 언제 어디서 할 것인지를 결정한다. 가능한 한 독립적으로 운동을 할 수 있도록 활동계획과 수행 가능한 목표를 세우고, 서서히 진행하도록 한다. 예를 들면, 한 블록을 걷는다든지 하는 방식으로 적은 양부터 시작하여 서서히 늘려간다. 환자가 피로감이 심한지 주의 깊게 관찰하고, 지속적으로 할 수 있도록 격려한다. 가급적 복합적인 운동이 좋고 날씨가 좋다면 야외활동도 좋다.

4. 반드시 기억해야 할 운동처방?

"우리가 꼭 기억해야 할 운동처방은 무엇일까요?"

우리의 건강을 위한 운동처방에 관해서 전반적으로 알아보았다. 여기에서는 운동처방에 관한 전문지식을 이용하여 하루의 운동을 어떻게 구성해야 하며 꼭 기억해야 할 운동처방에 관해서 언급한다.

1) 일일 트레이닝 구성

설계된 운동처방을 실시함에 있어 운동형식은 준비운동(약 5~10분), 본 운동(유산소 운동, 유연성 운동, 저항운동; 약 20~60분), 정리운동(약 5~10분)으로 구성되어야 한다.

(1) 준비운동(warm-up)

신체는 준비운동을 통해 효과적으로 안정상태에서 운동상태로 전환시킨다. 준비운동은 근육 이완, 혈류량 증가, 체온 상승, 그리고 해리되는 산소량의 증가 등으로 안정 시 대사량을 운동 시 대사량 수준으로 증가시켜 준다. 그리고 결합조직의 확장성을 증가시키고, 관절의 가동범위와 기능을 향상시키며 근육 운동수행능력을 증가시킴으로 근골격계 손상을 줄여준다.

대근육을 이용하여 5~10분의 저강도 신체활동에서 시작하여 처방된 운동강도의 하한선에 해당하는 강도로 진행하는 것이 바람직하다.

(2) 본 운동(main exercise)

운동목적에 해당하는 운동프로그램을 실시하는 것으로 운동개

시 5분 이내 호흡곤란과 고통이 수반되면 운동강도를 낮추거나 중단하고, 흉부의 통증이 나타나면 운동부하검사를 통해 운동의 안전범위의 한계를 결정하여야 한다. 그리고 관절의 통증이 심하면 운동을 중단하고 원인을 규명한 후 그에 맞는 운동을 실시한다.

그림에서는 운동목적에 따라 실시되는 운동형태의 효과와 세부종목을 설명하고 있다.

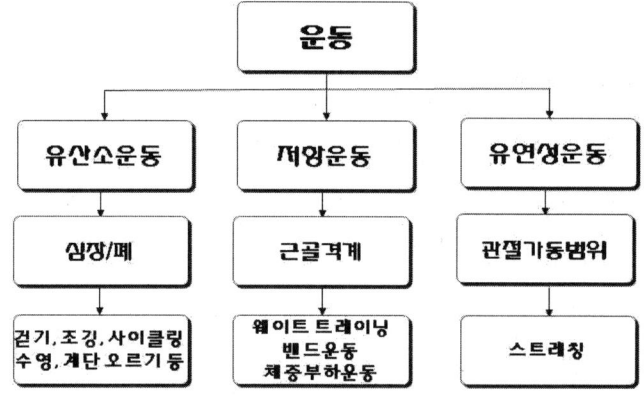

각 운동 형태별 효과 부위와 세부 종목

(3) 정리운동(cool-down)

정리운동은 본 운동에서 점진적으로 안정 시로 회복하게 하는 것으로 강도를 감소시켜 간다. 예를 들어 약 5분간의 가벼운 걷기, 조깅 또는 스트레칭 등을 실시한다.

정리운동은 운동에 의해 상승된 심박수와 혈압을 안정 시로 회복시키기 위해 적절한 정맥환류를 유지함으로써 운동 후 저혈압과 어지럼증을 줄이며 상승한 체열발산을 촉진시키고 피로물질인 젖산을 빠르게 제거하며 운동 후 혈장 카테콜아민 상승의 해로운 효과를 저지하기 위해서 중요하다.

운동직후 정리운동을 생략하면 정맥환류를 일시적으로 중단시키기 때문에 심근의 산소요구가 여전히 높을 때에 관상동맥으로의 혈류량을 줄이게 된다. 정리운동은 질환을 가진 환자뿐만 아니라 건강한 사람들에게도 종합적이고 안전한 운동을 위해서는 필수요소이다.

이와 같은 일일 훈련을 준비운동, 본 운동, 정리운동으로 구분하여 자기에게 맞는 운동을 하여야 한다. 준비운동은 누구나 반드시 하여야 하고 특히 고령자에게는 필수적으로 실시하여 부상의 위험요소를 줄일 수 있다. 본 운동으로는 반드시 운동형태, 운동강도, 운동시간, 운동빈도를 고려하여 자기의 건강을 유지·증진시킬 수 있는 운동처방을 이해하고 실시하여야 한다. 그리고 마지막으로 운동 후에도 반드시 정리운동을 실시하여 자기의 몸 상태를 정상상태로 회복하도록 하여야 한다.

제5장

체중조절을 위한 운동처방

만약 체중조절의 전통적인 관점이 정확하다면 과체중의 원인은 단지 과식과 활동부족이다. 대다수 마른 사람의 사고방식에는 비만자가 게으르며 그로 인해 비만이 되었다는 견해가 널리 퍼져 있다. 비만자가 마른 사람에 비해 활동이 적은 것은 사실이지만 비만과 활동량 간의 원인이나 상관관계는 밝혀지지 않고 있다. 비만자는 운동의 중요성을 알지 못하고 지속적으로 운동을 하지 않아서 체중관리에 실패하였다는 것을 스스로 알고 있다. 신체활동 부족은 과체중을 일으킬 수 있으며, 또한 과체중은 활동하기를 더욱 힘들게 한다. 그러므로 비만으로 접어드는 사람은 그들이 활동적일 수 없어서 더욱 악화된다.

비만자를 대상으로 운동의 예방 효과를 검증하는 것은 어렵다. 그러나 많은 동물을 대상으로 한 연구들은 운동이 비만을 예방할 수 있을 뿐 아니라, 체지방의 과잉 축적을 막아준다고 보고하였다. 운동은 이전부터 체지방량을 감소시킴으로써 체중을 감량하는 것으로 알려져 왔다. 그러나 비만치료에 있어 운동의 가장 중요한 기능은 체중의 재증가를 예방하는 것이다. 체중감량의 장기간 유지에 관한 거의 대부분의 연구는 운동이 성공적인 체중유지의 결정적인 요소라고 보고한다. 사실, 운동은 체중유지를 위한 일종의 보증서이다. 여기에서 체중조절의 원리와 실제에 관해 알아보고 체중조절을 위한 운동처방에 관해 알아보도록 한다.

1. 체중조절의 원리와 실제

"최적의 건강에 맞는 체중조절은 어떻게 하는 게 좋을까요?"

안전하고 효과적인 체중감량 프로그램의 기본적인 원리는 마이너스 에너지 균형을 통해 체중을 감소하는 것이다. 이는 칼로리 소비가 칼로리 섭취보다 높을 때 나타난다. 칼로리를 부족하게 하는 데 가장 효과적인 방법은 다이어트(칼로리 섭취의 감소)와 운동(칼로리 소비의 증가)을 결합하는 것이다.

왜 먹는지를 이해하고 먹는 음식을 철저하게 관찰해야할 뿐 아니라 신체활동을 생활습관에 포함시켜 체중조절과 비만을 관리해야만 해결할 수 있다. 그러나 신체적으로 능동적인 생활습관으로는 일상적인 유산소 운동뿐만 아니라 근력과 유연성 운동을 늘 접해야 한다. 여가활동 참여도 증가시키고, 가정과 일터에서의 일상적인 신체활동을 감소시키는 기계 장치를 제한함으로써 활동량을 증가시킨다.

이러한 제안에 추가적으로 지켜야 할 지침을 제시하면 다음과 같다.

1) 칼로리가 필요한 적절한 영양소

- 기초식품군에 속하는 다양한 영양 밀도의 식품을 섭취한다. 포화지방산과 트랜스지방, 콜레스테롤, 설탕과 소금이 첨가된 것 등의 섭취가 제한된 식품을 선택한다. 그리고 알코올 섭취를 제한한다.
- 균형 잡힌 식사 패턴을 선택하여 에너지 요구량이 맞는 권장된 식품을 섭취한다.

2) 체중조절

- 건강한 범위 내에서 체중을 유지하기 위해서는 소비된 칼로리와 식품 및 음료로부터 칼로리의 균형을 맞춘다.
- 점증적인 체중감량을 하기 위해 식품과 음료로부터 얻는 칼로리를 조금 줄이고 신체활동을 늘린다.

3) 신체활동

- 성인기에 만성질환의 위험을 줄이기 위해 일주일 동안 거의 매일 직장이나 집에서 평소 활동보다 많게 30분간 중강도 신체활동을 한다.
- 대부분의 사람들에게 건강의 이점은 보다 높은 운동강도와 보다 긴 운동시간의 신체활동을 함으로써 얻을 수 있다.
- 성인기에 체중을 관리하고 건강에 안 좋은 체중증량을 예방하기 위해서 칼로리 섭취 요구량을 초과하지 않는 범위 내에서 약 60분의 중강도에서 고강도의 운동을 일주일 동안 거의 매일 실시한다.
- 성인기에 체중감량 상태를 지속하기 위해 칼로리 섭취 요

구량이 초과되지 않는 범위 내에서 60~90분의 중강도 신체 활동을 한다. 어떤 사람들은 이러한 수준의 신체활동에 참여하기 위해 의료전문가와 상담이 필요할 수 있다.
- 심장혈관계 건강상태 관리, 유연성을 위한 스트레칭 운동, 근력과 지구력을 위한 저항운동이나 미용체조가 포함된 운동프로그램에 참여하여 체력을 향상한다.

4) 권장 식품군
- 에너지 필요량을 유지하기 위해서는 과일과 채소를 충분히 섭취한다. 칼로리 수준에 따라 더 많이 혹은 더 적게 음식을 섭취하면서 2,000kcal 범위의 섭취 기준치에 맞게 매일 과일 2컵과 2$\frac{1}{2}$컵의 채소를 섭취한다.
- 매일 다양한 과일과 채소를 섭취한다. 특히 5가지의 채소군(담녹색 채소류, 주황색 채소류, 콩류, 섬유질이 풍부한 채소류, 기타)을 일주일에 여러 번 선택한다.
- 매일 3컵의 무지방, 저지방 우유나 이와 동등한 우유를 섭취한다.

5) 탄수화물
- 섬유소가 풍부한 과일과 채소와 전곡류를 자주 섭취한다.
- 설탕이나 칼로리, 감미료가 적게 든 식품과 음료를 선택한다.
- 치아의 위생을 건강하게 유지하고 설탕이나 전분이 든 식품이나 음료 섭취를 줄여서 충치가 생기지 않도록 한다.

6) 나트륨과 칼륨

- 1일 나트륨 섭취량은 WHO 기준 2,000mg(약 소금 1티스푼)보다 적게 섭취한다.
- 소금이 적게 든 식품을 선택하거나 준비한다. 동시에 과일과 채소와 같이 칼륨이 풍부한 식품을 함께 섭취한다.

7) 알코올 음료

- 알코올 음료를 마시는 사람들은 적당히 마셔야 한다. 하루 알코올 섭취량은 여자는 1잔, 남자는 2잔으로 제한한다.
- 알코올 섭취를 절제할 수 없는 사람들, 가임 여성들, 임산부와 수유부들, 어린아이와 청소년, 알코올 중독 치료자들, 특정한 내과질환이 있는 환자들은 알코올 섭취를 해서는 안 된다.
- 집중력, 기술, 운전이나 기계작동 등을 요하는 사람들은 알코올 음료의 섭취를 삼가야 한다.

우리는 이와 같은 많은 수칙들을 실천하여 나의 건강에 맞는 최적의 체중조절을 하여 나의 건강을 최상으로 유지·증진시켜야 한다.

2. 체중감량 프로그램 설계하기

" 나에게 맞는 체중감량 프로그램은 어떻게 설계할까요? "

칼로리 소비가 칼로리 섭취를 초과할 경우, 마이너스 칼로리 균형이나 칼로리 결핍이 나타난다. 이러한 결핍을 유도하는 가장 효과적인 방법은 칼로리 제한과 운동을 복합해서 사용하는 것이다. 지방 0.45kg(1파운드)를 줄이는데 3,500kcal의 소비가 필요하기 때문에 고객에 맞춘 주간 체중감량 목표를 달성하는데 필요한 1일 칼로리 소비를 쉽게 계산할 수 있다. 주당 0.45kg의 체중을 감량하기 위해서는 1일 평균 500kcal(500kcal×7일)을 적게 섭취해야 한다. 주당 0.9kg의 감량을 위해서는 1일 평균 1,000kcal를 소비해야 한다. 1일 칼로리 섭취 제한은 1,000kcal를 초과해서는 안 된다.

체중감량이 근육조직보다 체지방이 감소해서 나타난 것인지 확인하기 위해서는 다음의 조치를 취해야 한다.

- 건강한 체중과 지방 감소를 계산하기 위해 신체구성 방법을 사용한다.
- 지방을 감소시키고 제지방량(지방을 제거하고 남은 골격과 근육량)을 유지하기 위해서 매일 유산소 운동과 저항운동 프로그램에 참여하도록 독려한다.
- 칼로리는 제한하지만 탄수화물, 지방, 단백질 에너지원이 풍부한 적당량의 식이를 계획한다. 식이 섭취는 체중 1kg당 하루에 최소한 탄수화물 130g, 단백질 0.8g이 포함되어야 한다.

식사와 운동의 체중감량 프로그램을 설계할 때, 대상자에 맞는 합리적인 목표를 세운다. 이러한 목표에는 연령, 성별, 신장, 체중, 체지방률, 목표 체지방률, 평균 칼로리 섭취량, 심폐 관련 체력수준, 그리고 직업이 포함된다.

이와 같은 내용을 참고로 하여 나에게 맞는 체중감량 프로그램을 작성하여 실천한다.

3. 체중감량을 위한 식사관리

"나의 체중감량을 위한 식사관리는 어떻게 해야 하나요?"

　우리는 잡지, 신문, 뉴스쇼, 과학전문 잡지에서 인기 있는 체중감량 식이에 관한 방대한 정보를 접할 수 있다. 체중감량에 저탄수화물, 고단백질, 또는 저지방 식이가 효과가 있는지는 많은 논란이 있다. 또는 과학전문 잡지에서 특별한 식이요법에 대한 찬반양론의 주장을 찾을 수 있다.

　우리 대다수가 칼로리는 줄이지 않고 탄수화물을 줄이면 체중을 감량할 수 있다고 믿고 있다. 그러나 체중감소는 칼로리 섭취에 좌우되는 것이지 다량의 영양소 구성 즉, 저탄수화물, 저지방, 또는 고단백질에 좌우되지는 않는다고 한다. 체중감소의 효과 이외에도 특정한 다량의 영양소 섭취를 제한하는 어떤 식이의 장기간 이점과 위험들을 평가해야 한다. 체중감소 프로그램은 건강을 증진하는 방법으로 개인이 체중을 감소하도록 도와주어야 한다.

　한편으로 최적의 건강 식이와 장기간 체중감소를 유지하기 위해서는 칼로리를 제한할 뿐만 아니라, 탄수화물, 지방, 단백질 에너지원의 적정한 양도 보충하여야 한다. 칼로리 섭취를 감소시키는 효과적인 전략은 포화지방과 트랜스 지방을 적게 섭취하는 것처럼 가공된 음식을 적게 먹는 것이다. 이렇게 우리의 식사관리를 잘 챙겨서 체중조절을 성공리 하여야 한다.

4. 체중감량을 위한 운동처방

"나의 체중감량을 위한 운동처방은 어떻게 해야 하나요?"

　식이조절 없이 단지 운동만으로 체중감량을 하는 것은 어렵다. 따라서 가장 성공적인 체중감량 프로그램은 운동과 식이조절을 병행함으로써 에너지 소모량을 최대화하고 체중감량을 유지시키는 것이다. 체중감량요법 중 운동부분은 칼로리 소모량을 늘림으로써 체중이 줄어들도록 설계된다. 일반적으로 체중을 감량하는 데 유산소 운동이 추천되고 있다.

　운동의 목적이 건강에 도움을 주기 위해서인지 혹은 과체중과 비만을 예방하기 위해서인지, 체중감량을 유지하기 위해서인지에 따라 그 운동량을 달리한다. 건강을 위해서 ACSM(American College of Sports Medicine)과 AHA(American Heart Association)는 주당 5회, 적어도 30분 이상 중강도의 신체활동을 하거나 주당 3회, 20분간 고강도의 운동을 하라고 권고하고 있다. 또한 "미국인의 신체활동 지침"에서는 매주 150~300분의 중강도의 운동을 하거나 75~150분의 고강도의 운동을 하라고 권장하고 있다.

　ACSM은 체중중량을 예방하기 위해서는 중강도의 신체활동을 주당 150~250분 하도록 권장한다. 그러나 국제비만학회(IASO)는 매일 30분간 주당 210분의 신체활동으로는 체중증가를 예방하거나 체중감량 후의 체중을 유지하는 데 불충분하다고 하였다. 성인이 적정체중을 유지하고, 건강을 해치는 정도로 체중이 늘어나거나 과체중 또는 비만이 되는 것을 예방하기 위해서는 45분의 중강도에서 고강도 운동을 가급적이면 거의 매일 하도록 권장한다. 어린이와 청소년은 적정체중을 유지하고 건강을 유지하기 위해 적어도 매일 60분간 중강도에서 고강도의 신체활동을 하도록 권장한다.

체중증가를 예방하는 최적의 신체활동 수준은 체중감량을 하기 위해 마이너스 균형이나 체중감량을 유지하는 것과는 다르다. ACSM은 2~3kg 적은 양의 체중을 감량하기 위해서는 주당 150~250분의 중강도의 신체활동을 추천한다. 그러나 임상적으로 신체활동을 주당 250분 수행해야만 신체활동량에 따른 효과를 얻거나 체중감량을 이루어낼 수 있다고 하였다. 그리고 체중감량 이후에 다시 체중이 늘어나는 것을 예방하는 데 신체활동이 필수적이라고 밝혔고, 비록 체중이 재증가되는 것을 막는 정확한 신체활동량은 지금으로써는 명확하지 않지만, 일부 연구에서 주당 250분의 신체활동이 감량된 체중을 유지시킨 것으로 나타났다.

또한, ACSM은 하루 60분간 중강도의 걷기가 체중을 유지시킨다고 했다. IASO는 과거에 비만이었던 성인이 감량된 체중을 유지하고 체중증량을 예방하기 위해서는 매일 최소한 60분, 가능하면 80~90분의 중강도의 걷기나 자전거 타기와 같은 신체활동이나 운동을 권장한다. 이는 35분의 고강도 운동과 같다. 아래 표에서는 건강효과, 건강한 체중감량, 체중관리를 위해 권장되는 신체활동량을 요약한 것이다. 체중감량과 체중유지를 위한 운동처방은 목적에 따라 다르다. 운동처방은 체중감량과 체중관리, 체중의 증가나 재증가 예방을 목적으로 운동처방을 개발할 때 아래 표의 정보를 이용할 수 있다. 우리의 체중감량과 체중유지를 위한 운동처방으로 아래 표에 제시된 지침을 잘 지켜서 자기의 건강을 유지·증진하여야 한다.

건강 이익과 건강한 체중감량, 체중유지를 위한 신체활동 및 운동 권장량

목표	강도	기간	빈도(일/주)	발표기관*
건강이익	중강도	최소 30분	최소 5일	ACSM과 AHA
	또는 고강도	20분	최소 3일	
	중강도	주 150~300분		USDHHS
	또는 고강도	주 75~150분		
체중감량	중강도	주 150~250분		ACSM
체중유지와 체중증가 예방	중강도	45~60분	5~7일	IASO, IOM, USDHHS
	고강도			
	중강도	주 150~250분		ACSM
체중 재증가 예방	중강도	60~90분		USDHHS
	중강도	최소 60분, (가능하면 80~90분)		IASO
	고강도	최소 35분		IASO
	중강도	주 >250분		ACSM

*ACSM=American College of Sports Medicine, AHA=American Heart Association, IASO=International Association for the Study of Obesity, IOM=Institute of Medicine(United States), USDHHS=U.S. Department of Health and Human Service, 중강도 3~<6METs, 고강도 6~10METs, 주당 총 활동시간 150분에서 점진적으로 200~250분으로 늘린다. 주간 운동으로 소비하는 총 에너지량은 ≥2000kcal이다.

제6장
꼭 알아야 할 연령별 운동

인간은 태어나서부터 움직이고 사회활동을 하다가 끝내 생을 마감한다. 과연 인간의 생활에서 운동은 어떤 역할을 할까? 운동이 인간의 성장과 발달에 필요한가? 성인이 되어도 운동이 필요한가? 운동은 결론적으로 아동들의 성장과 발달 시에도 반드시 운동이 필요하고, 성인이 되어서도 건강관리와 증신을 위해 반드시 운동을 해야 한다. 그래서 '운동이 최고의 보약이다'라고들 하고 있다. 과연 인간은 연령별 운동은 어떻게 하는 게 좋을까를 논의해 보고, 연령별 운동할 때 주의할 점과 적합한 운동 방법이 다르므로 연령별로 적절한 운동을 찾아서 제시하고자 한다.

1. 유아기 운동

" 유아기에는 운동을 어떻게 하면 좋을까요? "

유아기는 태어나서부터 6세까지라고 본다. 우리가 태어나자마자 접하게 되는 인간관계는 가족관계로서 신생아는 전적으로 부모의 양육을 받게 되며, 이 과정에서 가족적 상황이나 부모의 성격적 특성과 양육 방식이 성격발달에 중요한 영향을 미치게 된다. 또한 신생아는 고정된 성격 특성을 지니고 태어나지는 않지만 독특한 반응경향성, 즉 기질을 가지고 태어난다는 것이 공통의 의견이며, 유아기의 부모 자녀 관계는 유아의 기질적 특성과 부모의 성격 특성이 상호작용하는 미묘한 관계로 이러한 관계에서 나타나는 부모의 반응 방식이 유아의 성격 형성에 중요한 영향을 미치며, 또한 성장 후의 부모와 자녀관계에 지속적 영향을 끼치게 된다. 뿐만 아니라 태어남과 동시에 형제자매의 관계 속에 들어가게 되는데 부모의 관심과 애정을 함께 나누어야 하는 보다 복잡하고 역동적인 가족관계 속에서 성장하면서 이 형제자매의 관계는 한 인간의 생애 가장 친밀하고 오래된 인간관계이며, 피를 나눈 혈연관계로 어떤 인간관계보다 정서적 친밀감과 유대감을 지니는 반면, 부모의 애정과 관심을 나누어야 하는 경쟁적 요소가 내포되어 형제간의 경쟁은 형제의 수나 서열, 부모의 태도에 따라 복잡한 양상을 나타내며 성격 형성에 중요한 영향을 미칠 수 있다. 또한 출생과 더불어 친족공동체의 구성원으로 소속되어지는데 한국사회에서는 친인척관계 역시 중요한 인간관계의 영역이 된다. 이와 같이 유아기의 인간관계는 태어나서부터 형성되어진다. 이런 인간관계의 생활에서 운동은 어떤 역할을 하며 어떻게 하는 게 좋을까를 제시한다.

1) 1세~3세 유아기의 운동발달은 어떻게 이루어질까요?

유아기는 이동능력의 완성 시기이다. 유아기에는 걷기, 뛰기, 미끄러지기 등의 운동기능이 급속도로 발달하는 시기로, 운동능력을 발달시키는 결정적 시기라고 할 수 있다.

 유아는 신체 중 머리의 크기가 차지하는 비율이 영아기에 비해 작아져 체중의 중심이 배꼽 아래로 내려가면서 대근육 운동 발달 성장에 도움을 준다. 1세 전후에 유아는 걷기를 시작하여, 18개월이 되면 걸음걸이가 완성되고, 어른과 비슷한 모양으로 걷게 된다. 2세 정도의 유아는 뛰는 것도 능숙해지며, 넘어지지 않고 뛰어갈 수 있다. 계단을 오르내릴 때는 난간을 잡고 오르내릴 수 있다. 공 던지기 기술은 영아기에 두 손을 이용하지만, 유아기에는 한 손만으로도 공을 던질 수 있게 된다. 공을 받는 기술은 2세경에는 팔만 앞으로 쭉 뻗기 때문에 공을 잘 받아내지 못하지만, 3세가 되면 공을 받을 준비를 하면서 팔꿈치를 구부리고 가슴을 이용하여 공을 받으려 한다.

 유아는 영아와 달리 연필을 쥐고 일정한 패턴을 가지고 끄적거리다가 제법 모양을 만들어 가는 양상을 보이게 된다. 이러한 미세운동발달은 결국 손과 눈의 협동 감각운동능력으로 인한 결과라고 할 수 있다. 젓가락질의 경우 2.5~4세경에 남아의 약 20%, 여아의 33% 정도가 가능하다. 또한 가위질의 경우는 3~3.5세경에 아동의 80~90%가 가능하고, 단추 채우기를 할 수 있는 아동은 60~70%정도로 나타났다. 15개월 된 유아는 숟가락을 정확하게 잡을 수 있고, 24개월이 되면 입으로 숟가락을 정확하게 가져가 혼자 먹을 수 있다. 그림 그리기의 경우 18개월이 되면 선을 그리려고 노력하며, 선과 원을 구분하게 된다. 나무토막 쌓기의 경우 18개월에는 3개를, 3세에는 9개 정도를 쌓을 수 있다.

 유아기에 운동발달은 시작되므로 부모가 함께 관심을 갖고,

대근육운동발달과 미세운동발달이 적절히 될 수 있도록 적극적으로 노력하여야 하고 장래에도 운동에 대한 신체적으로 잘 적응할 수 있도록 도와주어야 한다.

유아기의 대근육운동발달과 미세운동발달

월(연)령	대근육운동발달	미세운동발달
15개월	• 혼자 걷는다. • 공을 떨어뜨리고 앞으로 잘 던지지 못한다.	• 숟가락을 잡을 수 있다. • 스스로 낙서를 한다. • 2개의 블록을 쌓는다.
18개월	• 달리다가 잘 넘어진다. • 한 손으로 난간을 잡고 계단을 오른다.	• 3~4개의 블록을 쌓는다.
24개월	• 잘 달릴 수 있다. • 난간을 잡고 계단을 내려온다. • 큰 공을 앞으로 찬다.	• 수직선과 원을 모방하여 그린다. • 숟가락을 입으로 가져가 혼자 먹을 수 있다. • 6~7개의 블록을 쌓는다.
3세	• 한 발로 서 있는다. • 두 발로 깡충 뛴다. • 세발자전거를 탄다.	• 9개 정도의 블록을 쌓을 수 있다. • 팔을 쭉 펴고 공을 잡는다. • 원을 보고 그린다. • 가위를 사용한다.

2. 학령기 운동

" 학령기에는 운동을 어떻게 하면 좋을까요? "

학령기는 6세부터 12세까지이며, 전기(6~7세), 중기(8~9세), 후기(10~12세)로 구분하기도 한다. 초등학교 생활이 대부분을 차지한다. 이 시기는 새로운 지식을 얻는데 주저하지 않고 무엇이든지 알고 싶어 하며 익히려고 하는 시기이다. 일반적으로 외모에 개의치 않고 또 사회성이 발달하여 친구들과 단체활동에 몰두한다. 학교를 중심으로 다른 아동과의 사회활동을 통하여 성역할의 동일시가 확고해지고 지적능력이 발달되며 학교와 친구, 가정의 상호 영향으로 성격발달이 뚜렷해지는 시기이다.

1) 학령기 아동의 성장발달

(1) 신체 및 운동기능 발달

학령기는 신체발달이 비교적 완만하게 진행하며 전체적인 신체의 체계가 안정되는 시기이다. 초기 학령기 동안 키는 1년에 5.5cm, 체중은 1년에 2.5kg정도 성장한다. 학령기 초기에는 남아가 여아보다 신체적 성숙이 더 빠르지만 11~12세경에 여아의 신체적 성숙이 더 우세해진다. 이런 현상은 신체저 급성장이 이루어지는 사춘기가 남아보다 여아에게서 약 2년 정도 먼저 시작하기 때문이다. 12세경이 되면 신경계 발달이 급격하게 일어나 편도선의 크기가 최대가 된다. 면역계는 더욱 성숙하여 감염을 축소화시키고 항원-항체 반응을 할 수 있는 능력이 증진되며, 12세경이 되면 출생 시의 7배 정도에 이른다.

학령기 시기는 신경근육의 성숙으로 운동기능에 급속한 발달을 가져온다. 특히 이 시기는 다리 운동이 분화하며 손의 조작 운동의 정확성과 속도가 급속히 발달한다. 이러한 운동발달에 의해 학령전기 아동의 활동 장소는 가정 밖으로 확대되고 이웃 어린이와 함께 논다. 활발한 운동 활동은 학령전기 아동의 대·소근육을 발달시키는데, 처음에는 주로 대근육을 사용하는 큰 동작들이나 점차 운동능력의 향상과 소근육의 발달로 세밀하고 정교한 운동 활동이 가능하다. 이 시기의 아동들은 신체 움직임을 통해 자신의 신체적인 이미지를 형성하며 신체 이미지는 자아형성에 영향을 주므로 건강한 신체와 운동능력의 발달은 중요하다. 이 시기에는 보행, 질주, 도약, 손 조작 등 기본적인 운동기능이 거의 완성되며, 특히 손 조작 운동은 지적 작업의 기초가 되므로 부모는 환경을 잘 정비하여 충분히 연습할 수 있는 기회를 주도록 해야 한다. 많은 부모들은 흔히 범하는 오류는 이 시기의 아동들이 더 정교하고 복잡한 기술들을 배울 준비가 되어 있지 않는데 미리 연습시키려고 애쓰는 일이다. 운동발달이 성숙되기 전에 어려운 과제에 돌입시키면 아동에게 피로와 싫증을 주게 되며, 자신의 한계점을 깨닫게 되면 불만족과 수치심을 느낀다.

2) 학령기 아동의 건강증진

학교에 입학하게 되면 집과 이웃의 보호로부터 벗어나 많은 아동과 더불어 대인관계를 경험하게 된다. 학령기에는 세심한 건강검진을 통해 많은 질병이 예방될 수 있다.

영양은 학령기 아동의 건강증진에 있어 가장 중요하다. 균형 있는 성장 증진을 위하여 식이는 중요하다. 학령기는 비교적 느리고 지속적인 성장 기간이며 소녀는 10~12세, 소년은 12~14세에 사춘기의 급격한 성장이 이루어진다. 청소년의 급격한 성장이 시작될 때가지 아동의 영양 요구는 비교적 안정적이며, 질보다는 양이 대한 요구가 약간 증가한다. 학령기 후기에는 남아가 여아에 비해 영양 요구량이 더 많다.

놀이는 아동의 근면감 발달과업을 획득하는데 중요한 역할을 한다. 아동은 놀이를 통하여 사회화도 획득되는데 아동이 집단을 형성함으로써 소속감이 형성되기 시작한다. 집단에 소속된다는 것은 이 시기에 매우 중요하다. 학령기 아동의 게임이나 활동에서 규칙이 요구되며 학령기 아동은 규칙의 필요성을 이해하기 시작한다. 학령기에는 청소년과 성인의 체력이나 통제력이 미치지 못하지만 활동에 필요한 운동기술, 근육 활동이 속력이나 집중력을 갖게 된다. 성장기의 아동은 규칙적인 운동과 충분한 경험을 할 수 있어야 한다. 조정력과 발육을 증가시키는 활동에는 달리기, 줄넘기, 롤러스케이트나 자전거 타기 등이 있다. 아동은 운동을 하기 위하여 충분한 공간과 실내외에서 사용할 편의시설과 기구가 필요하다.

학교보건은 학생의 건강유지와 증진에 목적을 두고 아동이 건강에 관한 올바른 지식과 정보를 얻고 자신의 건강상태에 대한 이해와 관심을 가지게 하고, 건강증진을 위한 생활을 실제로 할 수 있는 기초를 제공하고, 개인의 건강상태의 변화를 사정한다. 건강상태 평가 중 정기 건강평가에는 체력검사, 체질검사, 각종검사(결핵검사, 혈액검사, 소변검사)가 있으며, 수시 건강평가가 있다.

최초 건강증진분야의 발전과 함께 학교 건강증진 사업은 3개의 분야, 즉 보건서비스, 보건교육, 건강한 학교환경으로 구성된다. 특히 보건교육은 중요하다. 초등학교 시절의 보건교육은 건강습관을 인지시키고 바람직한 건강태도를 갖도록 하는데 있다. 건강지식은 즐거운 경험을 통해 습득할 수 있도록 하며 반드시 보다 나은 건강이라는 목적을 실천하기 위한 방안으로 강구되어져야 한다.

3) 아동과 청소년을 위한 운동처방

아동과 청소년기(6~17세)는 성인보다도 신체적으로 상당히 활발한 시기이다. 그럼에도 불구하고 최근 이들의 신체활동량이 감소하는 경향을 보이고 있다. 아동기와 청소년기에 감소된 신체활동 수준은 성인이 된 후에도 이어지는 경향이 있다. 이러한 것은 아동기는 평생의 신체활동 기초가 됨을 제시한다고 할 수 있다.

아동기(5~12세)에는 신체발달과 운동능력이 빠르게 진행되고 운동능력과 체력발달에 중요한 시기이다. 아이들이 규칙적인 신체활동을 하도록 장려하는 것은 건강한 라이프스타일의 토대가 된다. 이 시기에는 매일 60분 이상의 중강도에서 격렬한 신체활동을 해야 하고 근력, 지구력, 유연성, 협응력을 증진하는 활동을 꾸준히 해야 한다. 또한 팀으로 구성된 운동프로그램이나 수영, 자기 몸을 보호할 수 있게 호신술도 연마해야 한다. 사회성을 기르고 신체활동에 대한 재미를 느낄 수 있게끔 해주는 것도 중요하다.

아동과 청소년들의 규칙적인 신체활동은 적절한 근골격계 발달, 체지방 감소 및 학업능력의 향상, 자아존중감 등 여러 가지 이점이 있다. 하지만 발육발달 과정에 있는 이들의 운동에 대한 생리적 반응은 성인과 차이가 있다. 아동은 성인과 비교하면 최대하 또는 최대운동 시 1회 박출량은 성인보다 낮고 절대 산소섭취량(VO_2, l/min)이 낮다. 그러나 대사 시스템이 미성숙한 상태이므로 아동의 상대적 산소섭취량(VO_2, ml/kg/min)은 어른보다 높다. 그리고 아직 체온조절 시스템이 미성숙한 상태이므로 성인보다 발한 역치가 높고 발한률이 낮다. 따라서 운동 시 특별한 주의가 필요하다. 청소년기는 근골격계가 미성숙한 상태이므로 고강도의 운동에는 주의가 필요하다.

ACSM(American College of Sports Medicine)에서는 아동과 청소년은 심장혈관, 근력 및 뼈의 건강을 위해 다양한 신체활동에 참여할 것을 제안한다. 운동의 이점은 위험보다 훨씬 더 크다. 그리고 운동지도자는 체온조절 시스템이 미성숙한 아동과 청소년의 체온조절과 수분공급에 특별히 주의할 것을 권고하고 있다. 그 구체적인 내용은 아래와 같다.

(1) 운동검사

일반적으로 성인에 대한 기본적인 운동검사 지침이 아동과 청소년에게도 적용된다. 하지만 운동으로 인해 나타나는 생리적 반응이 다르기 때문에 아동과 청소년의 운동검사에서 고려해야 되는 것은 다음과 같다.

임상적으로나 선상과 체력을 위해 실시하는 운동검사는 일반적으로 아동과 청소년의 건강에 문제가 없다면 필요 없지만, 필요하다면 운동검사 프로토콜은 검사를 실시하는 이유와 아동과 청소년의 기능적 능력에 기초를 두어야 한다.

검사 전에 스트레스를 최소화하고 성공적인 검사를 위해서 검사 프로토콜과 절차를 숙지해야 한다. 검사에 트레드밀과 사이클 에르고미터가 사용될 수 있다. 트레드밀 사용으로 더 높은 최대산소섭취량(VO_2peak)와 최대심박수(HR_{max})를 측정할 수 있다. 사이클 에르고미터 사용은 손상 위험은 낮지만 아동과 청소년에 맞게 크기를 조절해야만 한다. 성인과 비교하면 아동과 청소년은 정신적으로 심리적으로 미성숙하고 운동검사를 하는 동안 동기부여와 지지가 필요하다.

건강과 체력 측정을 목적으로 실행하는 검사는 실외에서도 실시 가능하다. 신체구성, 심폐지구력, 근력, 근지구력 그리고 유연성을 측정하는 'Fitnessgram Test Battery'가 그 예이다.

(2) 운동처방

운동처방은 일반적으로 운동빈도, 운동강도, 운동시간, 운동유형으로 구분해서 처방해야 한다.

유산소 운동은 학령기에는 거의 매일 운동을 해야 한다. 운동강도는 대부분 중·고강도를 권장하고 최소한 주당 3회의 고강도 운동(심박수와 호흡 증가가 나타날 정도)도 포함해야 한다. 운동시간은 하루 60분 이상 하는 게 바람직하다. 운동유형으로는 즐겁고 발달 상태에 맞는 유산소 신체활동(달리기, 활발한 걷기, 수영, 댄스, 자전거 타기)이 포함되어야 한다.

근력강화 운동은 일주일에 3일 이상을 해야 한다. 운동하는 시간은 하루 60분 이상 운동을 하고, 운동유형으로는 근력강화 신체활동은 비체계적(운동장 시설의 놀이, 나무오르기, 줄다리기) 또는 체계적(역도, 탄력밴드운동)일 수 있다.

골격 강화 운동은 일주일에 3일 이상을 해야 한다. 운동하는 시간은 하루 60분 이상을 권장한다. 운동유형으로는 달리기, 줄넘기, 농구, 테니스, 저항 운동 및 땅따먹기 놀이 등을 한다.

(3) 운동 시 유의사항

아동 및 청소년은 적절한 지도와 감독을 받으며 안전하게 근력 트레이닝에 참가해야 한다. 저항을 증가시키기 전에 올바른 자세로 8~15회의 최대하 반복회수로 중정도 강도로 피로가 유발되도록 시켜야 한다. 그리고 아직 체온조절 시스템이 성숙되지 않았기 때문에 청소년은 고온다습한 환경에서의 운동은 피하고 충분한 수분 공급이 이루어져야 한다.

과체중이나 신체활동이 적은 아동 및 사춘기 청소년일 경우에는 중강도와 고강도에서 하루 60분의 신체활동이 어렵기 때문에 하루에 60분 운동을 할 수 있을 때까지 신체활동을 중정도에서 시작하고 운동빈도와 운동시간을 점진적으로 증가시켜야 한다. 고강도에서 신체활동은 최소 주당 3일째에 시작하고 점진적으로 부가되어야 한다.

천식, 당뇨병, 비만, 낭포성 섬유증, 뇌성마비 등과 같은 질병이 있거나 장애를 가진 아동 및 청소년은 그들의 상태, 증상 및 체력수준에 맞게 운동처방이 이루어져야 한다.

TV 시청, 인터넷이나 비디오 게임 등과 같은 좌식생활을 줄이도록 노력해야 하고, 일생동안의 신체활동과 체력을 증진하기 위해 걷기와 자전거 타기와 같은 활동을 늘여야 한다.

3. 청소년기 운동

"청소년기에는 운동을 어떻게 하면 좋을까요?"

청소년기는 13세에서 19세까지로 본다. 청소년기의 인간관계는 더욱 활발해지고 성숙되어진다. 특히 이 시기는 부모로부터의 심리적 독립이 일어나는 시기로 가족관계보다 교우관계가 주요한 인간관계로 자리 잡게 되며, 이 시기의 친구 선택 기준은 외모, 학업, 운동능력, 사회경제적 지위 등의 외적인 기준보다는 성격, 인간성, 가치관, 종교, 취미, 관심사 등의 심리적 특성으로 옮겨가는 경향을 나타낸다. 그리고 반 친구나 학교 친구 외에 취미, 종교, 관심사에 따라 서클활동이 증가되어 다양한 친구관계를 형성하고 선후배간의 위계질서가 생겨나고, 선생님과의 관계도 좀 더 깊이 있는 관계로 발전하게 된다. 또한 신체적 변화가 나타나면서 이성에 대한 관심이 높아지게 되어 초보적 이성관계가 시작되는 시기이기도 하다. 이와 같이 청소년기에는 다양한 인간관계가 형성되는 시기에 과연 운동을 어떻게 하는 게 좋을까를 제시한다.

청소년기는 신체적 변화와 성장이 급격하게 이루어지는 시기이므로 청소년기에는 규칙적인 운동을 하면 건강한 뼈 발달을 촉진하고 심장혈관 건강을 개선하며 자존감을 높이는 데 도움이 될 수 있다.

청소년기의 운동은 매일 60분 이상 무리하지 않을 정도의 신체활동을 꾸준히 하는 게 좋다. 운동유형으로는 주로 유산소 운동 위주로 달리기, 자전거 타기, 춤추기 등과 근력운동으로 맨몸운동 또는 가벼운 웨이트 도구를 이용하여 근력운동을 병행한다. 그리고 점프, 줄넘기, 테니스나 농구와 같은 스포츠 등 뼈 건강을 증진하는 운동을 하여 성장을 촉진시켜야 한다.

4. 성년기 운동

" 성년기에는 운동을 어떻게 하면 좋을까요? "

성년기는 20세에서 39세로 본다. 성년기에는 앉아서 생활하는 습관을 예방하고 전반적인 건강을 증진하기 위해 활동적인 라이프스타일을 유지하는 것이 중요하다.

규칙적인 운동은 앉아서 생활하는 습관의 영향을 막고 심장혈관 건강을 개선하며 정신건강을 증진하는 데 도움이 될 수 있다. 매주 2시간 정도의 중강도 스포츠 운동 또는 1시간 이상의 격렬한 활동을 해야 한다. 근육량과 골밀도를 유지하기 위해서는 일주일에 최소 2번 정도의 근력운동을 해야 한다. 그리고 조깅, 수영, 자전거 타기, 단체운동 등 좋아하는 운동을 찾아서 스스로 열심히 하여 건강을 챙겨야 한다.

5. 중년기 운동

" 중년기에는 운동을 어떻게 하면 좋을까요? "

중년기는 40세부터 64세로 본다. 중년기에는 신진대사에 변화가 생기고 근육량과 골밀도가 점진적으로 감소하는 시기이다. 체중을 관리하고 만성질환의 위험을 줄이며 활동성을 유지하기 위해 운동이 더욱 중요한 시기이기도 하다.

이 시기의 운동은 유산소 운동, 근력운동, 유연성 운동을 조합해서 운동프로그램을 만들어 수행하여야 한다. 매주 2시간 이상의 중강도의 유산소 운동 또는 1시간 이상의 격렬한 활동을 하여야 한다. 그리고 요가, 필라테스, 근지구력 운동 등 코어 근력, 균형 감각, 유연성을 키우는 운동을 꾸준히 하여 체중관리뿐만 아니라 만성 질환의 위험을 줄여야 한다.

6. 노년기 운동

"노년기에는 운동을 어떻게 하면 좋을까요?"

노년기는 65세 이상으로 본다. 노년기에도 규칙적인 운동이 신체 유지, 낙상 예방, 인지기능 유지에 중요하다. 균형 감각, 유연성, 근력을 향상하는 운동에 집중해야 하는 시기가 노년기이다. 신체활동을 유지하면 삶의 질이 향상되고 노화와 관련된 건강상태를 관리하는 데 도움이 될 수 있다.

노년기의 운동으로는 매주 2시간 이상의 중강도의 유산소 활동이나 1시간 이상의 활발한 운동을 실시한다. 요가와 같은 유연성과 심신을 차분하게 할 수 있는 운동프로그램에 참여하여 건강관리를 한다. 그리고 근육량과 골밀도를 유지하기 위해 근력운동을 꾸준히 하여야 하고 특히 스트레칭은 항상 실시하여 몸을 유연히 만드는 것은 필수이다.

위와 같이 연령별 운동은 어떻게 해야 좋을까를 살펴본 결과로는 유아기부터 노년기까지 운동의 종류와 강도를 조절하여 시기에 맞게 실시하면, 운동효과를 극대화하고 부상의 위험을 최소화하는 데 도움이 되어 연령별 건강을 잘 관리할 수 있다. 그리고 지속적인 근육운동과 신체활동을 통한 노폐물 배출 촉진과 건강한 영양 식단 채택은 전반적인 체력과 활력에 기여하여 연령별 건강관리에 도움이 된다.

제7장
나의 건강 유지 이야기

1. 아동기 시절

"아동기 시절 건강 증진과 유지는 어떻게 하는 게 좋을까요?"

이 시기의 대부분의 아동들은 또래집단과 자발적인 놀이 활동을 통해 신체 움직임에 대해 이해하는 시기이다. 또한 가정에서의 지원을 통해 전문적인 스포츠 교육의 첫발을 내딛는 시기이기도 하다. 이를 바탕으로 아동기 운동 활동을 위 두 가지 상황에 따라 설명을 진행한다.

놀이 활동은 또래 집단과 마을 공간 또는 놀이터에서 자연 지물을 활용하여 진행되는 경우가 많다. 경쟁 활동과 도전 활동을 흥미와 재미를 바탕으로 또래들과 함께 즐기는 경우가 많다. 전통적인 놀이 종목으로는 '한발 두발', '비석치기', '딱지치기', '무궁화 꽃이 피었습니다', '얼음 땡' 등이 있다. 각각의 놀이 활동은 아동의 건강관련체력과 운동관련체력을 자연스럽게 향상시킬 수 있는 요소가 담겨있다. '한발 두발'같은 경우는 다리의 근력과 순발력을, '비석치기', '딱지치기'는 눈과 손의 협응력을, '얼음 땡'은 민첩성, 유연성, 근지구력을 자연스럽게 함양시킬 수 있다. 이와 같이 아동기 또래집단과 놀이 활동을 충분히 즐긴 경험을 한 아동들은 성장하며 신체활동에 대한 자신감과 적극성을 가지며 운동을 통해 건강한 삶을 영위할 수 있는 태도를 가질 수 있게 된다.

전문적인 스포츠 교육은 대부분 가정과 스포츠 학원과 연계를 통해 이루어진다. 아동기에 배울 수 있는 전문 스포츠로는 수영, 태권도, 줄넘기 등이 있을 수 있다. 이러한 스포츠 종목에 대한 교육은 엘리트 스포츠 교육의 시작이 될 수도 있지만, 한 인간의 삶 속에서 지속적으로 즐길 수 있는 스포츠를 익히는 순간이 될 수도 있다. 이를 통해 어떤 이는 종목에 대한 적합성을 발견하여 선수로 성장하기도 하지만 대부분 사람들은 이 시기에 배운 스포츠를 평생 즐기는 스포츠로 지속 발전시킨다. 이 시기에 접하는 스포츠는 몸에 적응하기 쉽고 배우는 과정도 빠르기 때문에 가능하다면 많은 스포츠를 경험하고 익혀보는 것이 좋다.

아동기의 운동은 쉽게 말하면 한 인간이 운동을 통해 몸과 정신이 건강한 삶을 영위할 수 있는지를 결정하는 시기라고 할 수 있다. 자연스럽게 운동과 신체활동을 즐기고 이를 통해 즐거움을 느끼는 것이 중요하다. 절대 강압적으로 운동을 접해서는 안 된다는 것이다. 운동에 대한 흥미의 유무가 건강한 인생을 누릴 수 있는지를 결정한다. 바로 아동기가 그것을 정하는 결정적인 시기라고 할 수 있다.

나의 아동기에는 시골에서 태어나 생활하면서 자연을 놀이터 삼아 늘 또래 친구들과 노는 게 하루 일과였다. 이때는 주로 자연 지물을 활용하여 또래 친구들과 즐겁게 함께 놀고 했다. 이런 적극적인 놀이 활동으로 신체의 운동기능을 발달할 수 있었고 학령기에 스포츠 놀이를 자연스럽게 즐기게 되었다.

2. 학령기 시절

"학령기 시절 건강 증진과 유지는 어떻게 하는 게 좋을까요?"

이 시기는 학교생활을 시작하면서 교내에서 운영되는 체육 교육과정, 스포츠 클럽 등을 접하는 시기이다. 또한 아동기처럼 또래 놀이 활동이나 전문적 스포츠 교육이 지속되거나 수준이 높아지는 형태로 발전되기도 하는 시기이기도 한다.

학교에서 진행되는 체육 활동은 체육 교육과정의 지침에 따라 시행된다. 도전, 경쟁, 표현, 건강, 여가라는 영역에 맞춰 학생들은 체육에 대한 경험을 확장해 나간다. 하지만 여기서 학생들이 체육에 대한 흥미와 관심이 분명히 갈라지기도 한다. 바로 아동기의 운동 경험이 어떠했는지에 따라 체육 교과에 대한 인식이 전혀 다르게 나타나기도 한다. 즐겁게 아동기 운동을 경험한 학생들은 체육에 대해 흥미를 가지고 적극적으로 수업에 임하지만 이러한 경험이 없거나 부족한 학생들은 수동적으로 수업에 임하는 경우가 많다. 그렇기 때문에 학교에서 진행하는 체육 수업 또한 많은 학생들이 쉽게 참여할 수 있도록 놀이 위주로 교육과정을 재구성하여 진행할 필요가 있다. 이는 저학년일 때부터 진행되는 것이 유리하다. 하지만 많은 학교 일선에서 저학년 교사들이 체육에 대한 전문성이 부족한 경우가 많다. 그렇기 때문에 결국 체육을 잘하는 학생이 계속 시간이 지날수록 잘하게 되고 못하는 학생은 계속 못하는 경우가 생길 수 있다. 결국 이 시기도 체육에 대한 경험이 중요할 수밖에 없다. 학교에서는 체육에 대한 전문성을 가진 교원을 확대해 나가거나 전문성을 가진 외부 강사를 활용한 체육 활동을 제공할 필요가 있다.

또래 놀이는 집단 스포츠 활동으로 발전하여 나타난다. 아동기에는 단순한 자연 지물을 활용한 놀이 활동이 주였다면 유년기에는 또래와 함께 축구, 농구, 티볼 등 스포츠의 형태를 가진 놀이로 변화 발전한다. 승부를 가려야 하는 경쟁 요소가 강화되고 승리를 위해 전문적으로 자신의 신체 능력을 향상시키는 개별 운동을 진행하기도 한다. 이 시기에 신체발달은 급격하게 이루어진다. 근력과 근지구력이 증가하며 신체 골격도 폭발적으로 성장한다. 아동기 운동은 자발적인 놀이 활동을 통해 운동을 경험했다면, 유년기 운동은 자발적인 신체 단련 활동을 통해 운동을 경험하는 시기라고 할 수 있다. 자신의 신체 능력의 발달에 흥미를 가지고 발달의 정도를 확인하며 운동을 하는 시기이다. 거의 대부분 운동에 대한 신체 능력이 이 시기에 결정된다고 볼 수 있고, 나중에 성년기의 운동능력을 좌우함으로 다양하게 많이 하는 게 유리하다.

나의 학령기 시절은 아동기의 자연 지물을 활용한 적극적인 놀이 활동 덕분에 스포츠 형태의 운동을 많이 즐겼다. 시골에서의 학령기는 아동기 때와 같이 거의 노는 것이 대부분이고, 공부는 초등학교에서 학교 공부가 전부였다. 중학교부터 공부에 열중했지만 여전히 또래 친구들과의 스포츠 놀이가 우선이었다. 학령기 때의 운동발달을 살펴보면, 7세 때에 눈과 손의 협응력이 보다 좋아지고, 8세 때는 대근육이 계속 발달하고 소근육이 발달하기 시작하여 조작운동기술이 증대된다. 즉, 이때부터는 소근육의 발달로 미세운동을 본격적으로 할 수 있고, 신경계와 근육계의 협응력이 좋아져 조작운동기술이 발달되는 것이다. 이런 시기에 게임과 같은 다양한 조작운동의 많은 체험은 운동기능을 발달시켜 나중에는 만능 스포츠맨으로 거듭나게 된다. 나의 초등학교 시절의 스포츠 놀이뿐만 아니라 골목대장 같은 적극적인 신체활동이 성인이 되어서 모든 스포츠를 즐길 수 있는 계기가 되었다.

3. 성년기 시절

"성년기 시절 건강 증진과 유지는 어떻게 하는 게 좋을까요?"

성인기의 운동은 아동기, 유년기처럼 흥미에 의한 운동이 아니라 건강을 위한 운동이라고 볼 수 있다. 건강한 삶을 위해 체중을 줄이고, 근력을 강화하고, 심폐지구력을 기르는 시기이다. 점점 부족해지는 운동시간과 잘못된 식습관으로 인해 각종 성인병이 발생한다. 이를 예방하기 위해 많은 사람들은 부족한 시간에 틈을 내서 운동을 한다. 새벽이나 밤에 짬을 내어 운동을 한다. 주변에 함께 운동을 즐길 수 있는 동료나 친구가 부족해지면서 개인 형태의 운동을 하게 된다. 걷기, 달리기, 개인 중량운동, 수영과 같은 운동을 주로 하고 간혹 골프, 테니스와 같은 개인 훈련이 바탕이 되어야 하는 운동을 즐기기도 한다. 이 시기에서 절대적으로 부족한 것은 시간이다. 바쁜 상황에서 시간을 내어 건강을 위해 운동을 해야 한다. 운동이 즐겁지 않을 수 있기에 지속적으로 운동을 하지 않는 경우도 생겨난다. 그렇게 되면 결국 건강을 잃게 될 수 있다. 그렇기 때문에 아동기부터 형성되는 운동에 대한 흥미가 지속되어야 성인기의 운동에서도 흥미를 찾을 수 있다는 것이다. 이와 같은 운동으로 성년기의 왕성한 활동을 유지하고 계속적으로 운동을 우선순위에 포함하여 규칙적인 운동을 한다면 성년기의 건강을 더욱 유지·증진시킬 수 있다.

나의 성년기 시절은 아동기와 학령기의 적극적인 놀이 활동과 스포츠 놀이 덕분에 성년기에도 대학에서 체육전공으로 늘 스포츠를 즐길 수 있었다. 스포츠 종목의 강의뿐만 아니라 취미활동으로 주로 테니스와 골프를 상위 수준에서 즐겼다. 이런 적극적인 스포츠 활동으로 건강관리에는 문제가 없었다. 특히, 운동처방 이론을 스포츠 활동에 적용하여 실천하면서 건강을 관리하였다. 운동유형과 운동시간으로는 주로 테니스와 골프를 적어도 1시간 이상을 하였고, 50대 중반부터 헬스장에서 중량운동을 30분 이상을 하였다. 운동강도로는 적어도 땀이 나는 이상으로 하였고, 운동빈도로는 주당 3일 정도는 스포츠를 즐겨왔다. 이런 운동처방 덕분에 건강관련체력뿐만 아니라 운동관련체력도 같은 연령대에서 높게 유지할 수 있었고 신체적으로 아무런 특이사항이 없었다.

4. 노화 단계 시절

"노화 단계 시절 건강 유지는 어떻게 하는 게 좋을까요?"

인간은 태어나서부터는 성장·발달하지만 성장과 발달의 최고점을 지나서는 서서히 노화의 단계로 접어든다. 노화란 일반적으로 나이가 들어가면서 신체의 구조와 기능이 점진적으로 퇴화되는 것을 의미한다. 노화의 원인은 생물학적 기전으로 설명하면 우선 세포 수준에서 분화와 증식이 줄어들어 특정 분자들의 구조가 바뀌고, 일련의 반응 경로가 변화한다. 그러면 세포와 분자 수준을 넘어 해부학적, 생리학적으로 불가피한 변화가 발생한다. 장기 및 기관 시스템의 항상성이 저하되며, 이로 인해 외부 스트레스, 질병, 사망에 대한 감수성이 급격하게 한다. 특히 인간의 노화는 시작 시기, 속도 및 범위가 개인에 따라 매우 다르다. 또한 다수의 상기 시스템에서 발생한다. 남녀를 막론하고 유전, 환경, 생활양식, 영양섭취 등이 노화에 영향을 미친다. 일반적으로 노화는 진행 속도가 느리고, 생활습관 및 신체적, 정신적, 사회적 기능을 위축시킨다. 또한 신체 일부 혹은 전신에 특정한 이상이 생기는 질병과 비교했을 때 신체의 기능이 전반적으로 저하된다는 특징이 있다. 이와 같은 원인을 제거함으로써 노화를 지연시킬 수 있다. 특히, 태어날 때 받은 유전과 생활 터전의 환경보다는 본능적으로 먹게 되는 영양은 인체가 필요로 하는 만큼 적절히 섭취해야 한다. 그러나 노화에 영향을 주는 생활양식은 개개인이 다르다. 예를 들면, 적극적인 신체활동을 통한 생활양식과 소극적인 신체활동으로 인체의 에너지 소비를 적게 하는 생활양식이 있다. 우리는 신체가 필요로 하는 에너지는 섭취하여 소비를 하여야 한다. 여기에서 섭취는 누구나 쉽게 할 수 있으나 소비는 그렇지 않다. 그래서 인간은 소비를 잘하는 적극적인 신체활동을 하는 즉, 적당량의 운동을 꼭 하는 생활양식을 택하여 노화 단계의 건강을 유지하여야 한다. 이와 같은 적극적인 에너지 소비를 위해 노년기에는 운동이 필수이다. 특히, 노화 단계를 지연시킬 수 있고 서로 교감을 나눌 수 있는 테니스, 배드민턴, 축구 등의 스포츠를 통해 생명을 더 연장할 수 있다.

  나의 노화 단계 시절은 만 65세 이상이므로 지금부터이다. 아동기의 적극적인 놀이 활동, 학령기의 스포츠 놀이와 성년기의 왕성한 스포츠 활동 덕분에 현재까지도 건강상에는 별 문제가 없다. 다행히, 아직도 최고의 장수 종목인 테니스 게임을 즐길 수 있는 체력이 있어, 일주일에 2회 정도로 최소 2게임 이상을 소화하고 있다. 게다가, 실내 골프장에서 골프 연습은 주당 3회 이상, 30분 정도로 하고 있다. 특히, 노년기에 필요한 근력과 근지구력을 유지하기 위해 헬스장에서 주당 1회 이상을 중량운동을 꾸준히 하고 있다. 유연성 운동은 시간에 구애 없이 상시적으로 정적·동적 스트레칭을 매일 실시하고 있다. 이와 같은 유산소 운동, 무산소 운동, 유연성 운동과 근육운동을 규칙적으로 하면서 건강을 관리하고 있는 덕분에, 대학에서 체육전공으로 정년퇴임까지 즐겁게 지금까지 후학을 양성하였다.

제8장
상황별 응급처치 방법

1. 응급처치란?

"생명 구조를 위해 응급처치를 꼭 알아야 하나요?"

　돌발적 사고나 질병이 발생되었을 때, 병원에서 전문적인 치료를 받기 전까지 행해지는 즉각적이고 임시적인 처치로써 인명구조, 고통 경감, 상처나 질병의 악화 방지, 안정을 목적으로 한다. 특히, 의사표현을 잘 하지 못하는 어린아이를 돌보는 부모들은 응급처치에 대한 지식이 부족하고 당황하게 되어 효과적으로 대처하지 못해 상태를 악화시키는 경우가 있다. 따라서 우리는 생명을 구조하기 위해서는 반드시 응급처치를 꼭 알아야 사항을 나열한다.

1) 응급처치의 일반적인 원칙
　RICE 응급처치법은 부상을 당했을 때 사용할 수 있는 간단한 응급처치 방법이다.

① Rest(휴식) : 운동 중 갑작스레 통증이 느껴지거나 통증 부위가 부어오르기 시작한다면, 하던 운동을 멈추고 최대한 편한 자세로 휴식을 취한다. 부상 부위가 더욱더 진행되는 것을 막는 행위이다.

② Ice(얼음찜질) : 얼음찜질을 함으로써 부상 부위의 혈관들이 수축하여 부종이 가라앉게 된다. 부종이 줄어들면 다친 부위의 움직임이 수월해지고 염증 반응도 줄어들어 통증이 가라앉게 된다. 직접적으로 환부에 얼음을 대지 말고 수건이나 천으로 감싼 후 간접적으로 냉찜질을 해준다.

③ Compression(압박) : 압박 붕대로 감싸주는데 붕대가 없을 시에는 천이나 수건 등으로 감싸준다. 부상 부위에 압박을 가했을 시 부종과 염증 반응을 감소시켜준다. 붕대를 감을 때는 부상 부위보다 5~6cm 정도 아래부터 서서히 올라오면서 감아준다. 이때 너무 강하게 감으면 혈액순환이 되지 않아 더욱 안 좋아질 수 있다. 다친 사람에게 물어가면서 적당히 압박이 되는지 확인한다.

④ Elevation(거상) : 부상 부위를 들어주는 이유는 중력에 의해 체액이나 혈액이 다친 부위로 쏠리는 것을 예방하여 부종 및 염증 반응을 감소시킬 수 있다. 들어 올릴 때는 환부를 심장보다 높게 들어주는 것이 중요하다.

위와 같이 RICE 응급처치법을 잘 숙지하면 심하지 않은 부상 정도는 간단하게 응급처치를 할 수 있을 것이다.

2) 일반적인 원칙

① 기도 유지 : 인체의 세포 중에서도 뇌세포에 산소 공급이

4분 이상 차단되면 심각한 손상을 받을 수 있다. 흔히 외부에 생긴 출혈 상처에 치중하여 흉곽이나 기도 손상을 그냥 지나쳐 버리는 수가 있다.

② 지혈 : 순환 혈액의 15% 이상을 잃으면 쇼크를 초래하고, 25% 정도를 잃으면 사망할 수 있다. 따라서 쇼크를 방지하기 위해 신속하게 지혈해야 한다. 출혈 상처가 겉으로 보이지 않는다고 해서 출혈이 없는 것은 아니므로 신체 전체 부위를 자세히 살펴, 형태가 변하거나 갑자기 부어오르는 부위가 있다면 내출혈을 의심해야 한다.

③ 쇼크 예방 : 순환 혈액의 감소로 세포 대사 기능이 현저히 떨어지는 쇼크를 예방해야 한다. 쇼크 상태가 지연되면 치명적인 해를 입을 수 있다.

④ 의식상태와 신체부위 관찰 : 아기에게 움직여 보도록 지시하거나 유도해 보아 의식상태를 점검하고 동공이 확대되거나 고정되지 않았는지 살핀다. 동공을 살필 때 손전등을 사용한다. 동공은 빛에 대해 신속하게 수축하는 성질이 있는데 반응이 느리거나 고정되어 있다면 매우 위급한 증세다. 동공을 살피는 일은 병원에 옮기기까지 수시로 이루어져야 한다.

⑤ 상처 보호 : 상처가 감염되지 않도록 가능한 멸균 조치를 취한다. 상처에 아무 약이나 바르지 않고 오염을 방지하기 위해 깨끗한 거즈로 살짝 덮어 준다. 골절이 의심될 때에는 손상 부위에 부목을 대어주고 손상 부위를 높게 유지시킨다.

⑥ 통증과 불안 감소 : 통증이 있으면 불안이 커지게 되고 불

안하면 통증이 커지게 된다. 응급조치를 취하는 사람의 임무 가운데 하나는 환자의 불안과 고통을 덜어 주는 일이다. 처치자의 불안한 모습은 환자를 더욱 당황하게 한다는 것을 기억하고 환자를 충분히 안심시키고 되도록 환자 곁을 지키면서 통증이 있는 부위를 정확하게 살펴야 한다.

이와 같은 응급처치의 원칙을 꼭 알아두어 생명 구조에 도움을 주어야 한다.

2. 심폐소생술

"생명 구조를 위해 심폐소생술을 꼭 알아야 하나요?"

우리나라는 심폐소생 교육은 많이 하고 있어, 심폐소생술 방법을 알고는 있으나 막상 실제 상황이 닥치면 실천을 못하는 경우가 많다. 실제로 추운 겨울 날씨에 50여명이 테니스 월례대회를 하고 있는 중에 심정지 상황이 일어났다. 용기 있는 한분이 재빠르게 심폐소생술을 실시하고 있었으나 제대로 시행이 안 되고 있어 양해를 구하고 본인이 실시하였다. 초기 상황에서 호흡은 힘들게 하고 있었고, 심장이 정지되어 있어, 살려는 본능으로 근육에 힘이 많이 들어 있어 가슴 압박을 하여도 잘 들어가지 않았다. 그래도 시행자는 5cm 이상 들어가는 압박을 해주어야 한다. 정말 생각보다 힘들었다. 힘들어 보여서 교대로 다른 한분이 시행하였으나 가슴압박이 제대로 되지 않은 것 같아 다시 본인이 계속적으로 시행은 하였으나 소생되지 않는 상태였다. 나중에는 환자의 호흡이 끈기고 신체의 근육이 풀려서 가슴

압박과 인공호흡은 쉽게 할 수 있었다. 드디어 119 구급대원이 도착하여 자동제세동기로 심폐를 소생하는데 성공하였다. 이와 같이 50여명이 있었지만 실제 상황에서는 심폐소생술을 확실히 하는 분은 적었다. 이런 응급처치 과정으로 하트세이브를 받았다. 이렇게 주변에서 갑작스럽게 심장이 정지하고 호흡이 끈길 수 있는 사고가 일어날 수 있다. 이럴 때 심폐를 소생시킬 수 있는 능력을 갖추는데 꼭 필요한 내용을 소개한다.

1) 심폐소생술

대한심폐소생술협회는 2006년에 우리나라에서 사용이 편리하도록 공용 심폐소생술 가이드라인을 제정하였고, 과학적 근거를 바탕으로 2011년에 가이드라인을 개정하였다.

① 심폐소생술의 순서에서 인공호흡 이전에 가슴압박을 먼저 하도록 권장한다. 2006년 지침에서는 기도유지(A)-인공호흡(B)-가슴압박(C), 즉 A-B-C로 권장된바 있다. 그러나 새로운 지침에서 심폐소생술 순서는 가슴압박(Compression)-기도유지(Airway)-인공호흡(Breathing)의 순서(C-A-B)이다.

② 심폐소생술을 교육받지 않았거나, 심폐소생술에 익숙하지 않은 일반인에게는 인공호흡은 시행하지 않고 가슴압박만 하는 '가슴압박 소생술'을 권장한다. 가슴압박 소생술을 하면, 심정지 환자에게 아무 것도 하지 않는 것보다 생존율을 높일 수 있다. 그러나 119 구급대원을 포함한 응급의료 종사자는 반드시 가슴압박과 인공호흡을 함께 하는 표준 심폐소생술을 시행해야 한다.

③ 실제의 심폐소생술을 위해 최소 5cm 이상으로 최소 분당

100회 이상의 가슴압박을 권장하며, 가슴압박의 중단을 최소화하여야 한다. 가슴압박의 중단을 최소화하여야 하며, 인공호흡을 과도하게 하여 환자를 과환기시키지 않아야 한다.
④ 정지의 즉각적인 확인은 무반응과 비정상적인 호흡 유무로 판단하며, 호흡 확인을 위한 방법으로 2006년 지침에서 제시하였던 '보고-듣고-느끼기'의 과정은 2011년 지침에서는 삭제되었다.
⑤ 심정지를 확인하기 위하여 맥박을 촉진하는 과정은 중요도가 낮아졌다. 2006년 지침에서부터 일반인의 맥박 확인 행위는 삭제되었다. 응급의료 종사자도 10초 이내에 맥박을 확인하도록 권장하며, 맥박 유무를 확인하기 위해 가슴압박을 지연해서는 안 된다.

2) 생존사슬

신속한 심정지 확인과 신고, 심폐소생술, 제세동, 효과적 전문소생술, 심정지 후 통합치료 같은 심정지 환자를 소생시키기 위한 일련의 과정은 사슬과 같이 서로 연결되어 있어야 한다. 이와 같이 병원 밖에서 심정지가 발생한 환자의 생존을 위하여 필수적인 과정이 서로 연결되어 있어야 한다는 개념을 "생존사슬(chain of survival)"이라고 한다.

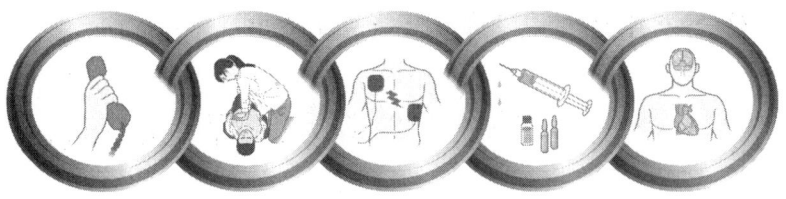

| 신속한 심정지 확인과 신고 | 신속한 심폐소생술 | 신속한 제세동 | 효과적 전문소생술 | 심정지 후 통합치료 |

3) 기본 심폐소생술의 요점 정리

	성인	소아	영아
심정지의 확인	무반응		
	무호흡 혹은 심정지 호흡		
	10초 이내 확인된 무맥박)의료인만 해당		
심폐소생술의 순서	가슴압박-기도유지-인공호흡		
가슴압박 속도	최저 분당 100회 이상(최고 120회 이하)		
가슴압박 깊이	최소 5cm 이상 (최대 6cm)	가슴 깊이의 1/3 (5cm)	가슴 깊이의 1/3 (4cm)
가슴이완	가슴압박 사이에는 완전한 가슴 이완		
가슴압박 중단	가슴압박의 중단은 최소화(불가피한 중단 시는 10초 이내)		
기도유지	머리젖히고-턱들기(head tilt-chin lift)		
가슴압박 대 인공호흡 비율			
전문기도 확보 이전	30:2	30:2(1인 구조자) 15:2(2인 구조자)	
전문기도 확보 이후	가슴압박과 상관없이 6~8초 마다 인공호흡(분당 8~10회)		
심폐소생술 교육을 받지 않았거나 할 수 없는 일반인 구조자	'가슴압박 소생술' 시행		

※ 만 8세 이상은 성인에 준하여 시행함

4) 성인 심정지 환자의 심폐소생술 순서

1. 의식확인		• 양쪽 어깨를 가볍게 치면서 ▶ "여보세요, 괜찮으세요?"등의 말을 하여 확인한다.
2. 도움요청		• 주변사람에게 '도와주세요!' 소리치고 ▶ 119에 신고해주시고 자동제세동기 가져다 주세요! - 눈을 마주치고 한사람에게 119 신고, 다른 사람에게 자동제세동기를 부탁한다.
3. 가슴압박		• 압박위치 찾기 ▶ 양쪽 유두 사이에서 흉골과 만나는 지점 (젖꼭지 사이 가슴 중앙)
		• 압박할 때 손 모양 ▶ 한 손 얹고 그 위에 다른 손을 깍지 끼고 이 때 손가락이 가슴에 닿으면 안 된다.
		• 압박자세 ▶ 양팔을 곧게 편 상태로 환자와 몸이 수직이 되도록 하여 압박하고, 손바닥은 이완시에도 가슴에서 떼면 안 된다. • 압박 깊이, 속도 및 비율 ▶ 압박깊이 : 5~6cm ▶ 흉부압박 : 인공호흡 = 30 : 2 ▶ 흉부압박 100회/분
4. 기도열기		• 머리 뒤로 젖히고 턱 위로 당기기 (두부 후굴법) ▶ 옆에 앉아 한손으로 이마를 뒤로 젖힌다. ▶ 다른 한손으로 턱을 밀어 올려준다.
5. 인공호흡		• mouth(입) 대 mouth(입) 호흡법을 실시(2회) ▶ 불어 넣을 때 공기가 새지 않도록 코를 막고 실시하고 날숨 동안은 코를 잡지 않는다.

▶ 자동제세동기가 도착하면 작동법에 따라 제세동을 한다.
▶ 흉부압박과 인공호흡 횟수는 30 : 2의 비율로 2분 동안 5회 실시하고 확인한다.
▶ 회복이 안 되면 119 구급대가 올 때까지 계속한다.
▶ 사람을 상대로 심폐소생술 연습을 하면 절대 안 된다.

5) 일반인 구조자에 의한 기본소생술 흐름도

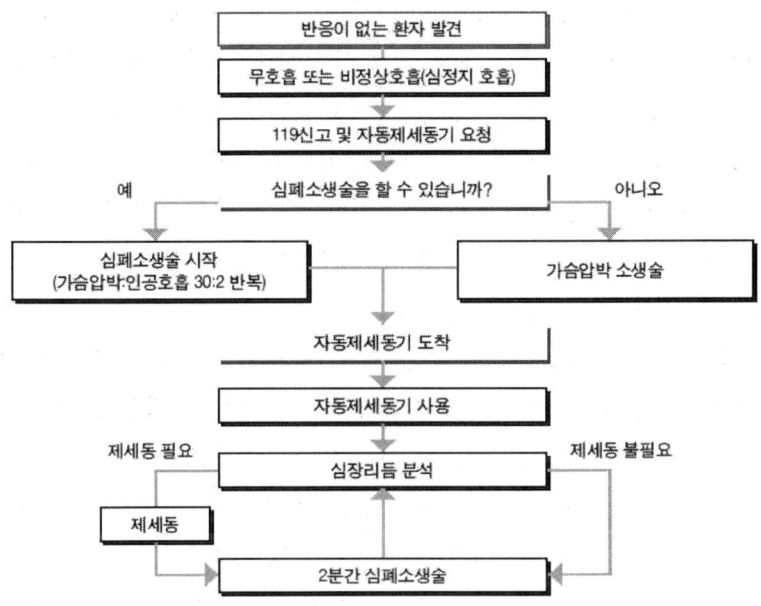

6) 자동제세동기(AED: Automatic External Defibrillator)

(1) 자동제세동기

갑자기 발생된 심정지의 대부분은 심실세동과 심실빈맥에 의해 유발되며, 가장 중요한 치료는 전기적 제세동(electrical defibrillation)이다. 제세동 성공률은 심정지 발생 직후부터 1분마다 7~10%씩 감소되므로, 제세동은 심정지 현장에서 신속하게 시행되어야 한다. 자동제세동기는 의료지식을 갖추지 못한 일반인이나 의료인들이 사용할 수 있도록 환자의 심전도를 자동으로 판독하여 제세동이 필요한 심정지를 구분해서 쉽게 제동을 할 수 있게 한다.

(2) 제세동의 원리

 의식이 있는 상태에서 1~2초 사이에 급작하게 의식을 잃고 쓰러지는 형태의 심정지 환자들의 대부분은 심장의 부정맥이 그 원인인 경우이다. 대표적인 부정맥은 심실빈맥(VT: ventricular tachycardia)과 심실세동(VF: ventricular fibrillation)이다. 이러한 심장 부정맥이 발생하면 심근 수축이 '잘게 떨리는' 형태로 되면서 심장이 펌프로서의 기능을 잃게 되고, 뇌로 가는 혈액 공급이 중단되므로 의식을 잃게 된다.

 심폐소생술만 시행해서는 정상적인 심박동으로 회복시킬 수가 없으며, 고품질의 심폐소생술과 더불어 신속한 제세동을 반드시 같이 시행해야만 정상적인 심박동으로 회복시킬 수 있다.

 제세동이란 2,000볼트 이상의 고압 직류전기가 심장을 관통하게 함으로써 심장에서 나오고 있는 위험한 전기적 활동들을 일시에 모두 잠재우는 역할을 한다. 그러면 심장의 근육 세포들은 한동안 '멍~한' 마비상태에 빠지게 되고 정상적인 전기적 활동이 가장 먼저 깨어나면서 심박동이 정상적으로 회복되는 것이다.

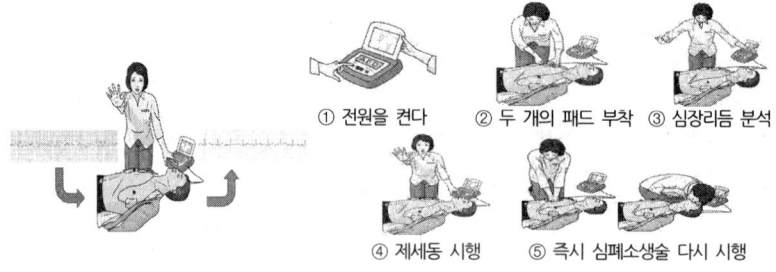

(3) 자동제세동기(AED) 사용법

 자동제세동기는 반응과 정상적인 호흡이 없는 심정지 환자에게만 사용하여야 하며, 심폐소생술 시행 중에 자동제세동기가 도착하면 지체 없이 적용해야 한다.

	■ 전원 켜기 - 심폐소생술에 방해가 되지 않는 위치에 놓고 전원 버튼 누르기(AED는 열면 전원이 자동으로 켜짐)
	■ 두 개의 패드 부착 패드 1: 오른쪽 빗장뼈 바로 아래 패드 2: 왼쪽 젖꼭지 옆 겨드랑이 - 패드 부착 부위 이물질 제거 후 - 표시된 그림과 같이 가슴에 패드 부착 - 자동심장충격기 본체와 패드 연결하기

	■ 자동 심장리듬 분석
	- 제세동이 필요한 경우
	  ⇒ "제세동이 필요합니다" 음성 지시
	- 제세동이 필요 없는 경우
	  ⇒ "필요한 경우 CPR 실시합니다"

	■ 제세동 시행 - 버튼을 누르기 전에 반드시 다른 사람이 환자에게 떨어져 있는지 확인, 제세동이 필요한 경우 제세동 버튼이 깜박이는 제세동 버튼 누르기
	■ 즉시 심폐소생술 계속 시행 - 제세동 실시 후에도 즉시 심폐소생술 시행, 자동심장충격기는 2분마다 심장리듬 분석, 119구급대가 도착하기 전까지 지속
"사용 후 보고체계"	■ 자동심장충격기 사용 보고 법령: 응급의료에 관한 법률 시행규칙 제38조 3항 보고방법: 관할 보건소에 신고(유선 신고) 보고내용: 일시, 장소, 환자성명, 성별, 나이, 상태, 이송여부, 이송방법, 이송병원

출처 : 대한 심폐소생술협회

3. 외상 응급처치

"생명 구조를 위해 외상 응급처치를 꼭 알아야 하나요?"

주변에서 생활하다가 보면 흔히 외상을 당하는 경우가 있다. 여기에서는 쇼크, 출혈, 상처에 관한 응급처치를 알아보고 꼭 숙지하여 생명을 구조하도록 한다.

1) 쇼크

(1) 쇼크의 이해

조직 세포에서 필요로 하는 '산소 및 영양소들' 요구량에 못 미치는 용량의 산소 및 영양소들이 조직으로 공급되는 상황을 쇼크라 하며, '산소 및 영양소들의 결핍 상태'이다. 실제로 인체에서는 조직으로의 산소 및 영양소의 공급통로가 전적으로 '순환계'를 통하여 이루어지므로, '순환계 기능 부전'을 쇼크와 거의 동일하게 취급한다. 신체는 스스로 위기상태임을 감지하여 이를 극복하기 위해 교감신경계를 활성화시키게 되는데 우리가 흔히 아는 쇼크의 증상(피부 및 내장 혈관 수축, 빠른 맥박, 빠른 호흡, 식은 땀)이 이렇게 해서 나타난다.

(2) 쇼크의 분류

쇼크는 순환계의 3요소인 심장, 혈액, 그리고 혈관의 기능부전 여부에 따라 분류한다. 즉, 심장성 쇼크, 혈액량 감소 쇼크, 그리고 분포성 쇼크로 분류하면 이해하기 쉽다.

① 심장성 쇼크

혈액 순환의 원동력을 제공하는 심장의 기능이 부족하여 유발되는 쇼크 상태를 말한다. 이것은 다시 심장 펌프기능 자체의 기능부전에 기인한 형태와 심장 출입 인접 혈관의 폐쇄에 기인한 형태로 나뉜다. 울혈성 심부전증, 폐동맥 색전증, 심장눌림증, 심장판막 파열, 대동맥박리증 등이 여기에 해당된다.

② 혈액량 감소 쇼크

산소 및 영양소를 전달하는 매체인 혈액의 기능이 부족하여 유발되는 쇼크 상태를 말한다. 이것은 다시 혈액량 부족에 기인한 형태와 혈액 기능저하에 기인한 형태로 나뉜다. 출혈, 탈수, 빈혈, 일산화탄소 중독 등이 여기에 해당된다.

③ 분포성 쇼크

혈액 순환의 통로를 제공하는 혈관이 확장되어 '상대적 혈액량 감소' 쇼크가 유발되는 것을 말한다. 이것은 혈관 확장의 원인이 무엇이냐에 따라 다시 신경성 쇼크(혈관의 수축력을 유지하는 교감신경계의 기능 부전으로 혈관 확장이 됨. 척수 손상에서 흔히 나타남)과 혈관성 쇼크(혈액 내에 혈관 확장을 유발하는 물질의 농도가 증가하여 혈관이 확장됨. 히스타민과 내독소 및 산화질소 등이 혈관 확장제로 작용함)로 나뉜다. 알러지성 과민반응, 아나필락시스, 패혈증 등이 여기에 해당된다.

(3) 쇼크 증상 및 징후

환자가 나타내는 증상과 징후들을 보고, 그 환자가 쇼크 상태인지 의심할 수 있어야 한다. 쇼크는 신속한 응급조치가 매우 중요한데, 일단 환자의 보호자가 환자의 상태를 보고 쇼크를 의심하여 늦지 않게 119를 통화하거나, 본인이 직접 적절한 의료기관으로 환자를 후송하여야 환자를 구할 수 있다. 쇼크의 증상과 징후들은 너무 다양하며 한 가지 증상이나 징후로 평가할 수 없다. 따라서 의심하는 마음을 가지고 세심하게 관찰하여 종합적으로 판단할 수 있어야 한다.

2) 출혈

외상에 의한 출혈은 두 가지 기준으로 나눌 수 있다. 즉, '동맥성 출혈-정맥성 출혈'로 구분하는 방법과 '내부 출혈-외부 출혈'로 구분하는 방법이다.

(1) 동맥성 출혈 - 정맥성 출혈
- 동맥성 출혈은 맥박이 뛰면서 뿜듯이 쏟아내는 출혈 양상을 보인다. 비교적 선홍색의 혈액이 배출되며, 혈압이 높으므로 정맥성 출혈에 비하여 출혈 속도가 더 빠르고 지혈하기 위해서는 더 강력한 압박이 필요하다.
- 정맥성 출혈은 맥박과 상관없이 흐르는 양상의 출혈을 보인다. 상대적으로 검붉은 색의 혈액이 배출된다.

(2) 내부 출혈 - 외부 출혈
- 내부 출혈이란, 피부 표면 밖으로 흘러나오지 않고 신체 내부의 체강(흉강과 복강)이나 연부조직 속으로 흐르는 출혈을 말한다. 실제로 병원이 아닌 장소에서는 지혈할 방법이 전혀 없다. 따라서 내부 출혈이 의심되는 환자를 보면 최대

한 신속히 적절한 병원으로 후송하는 것이 최선의 방법이다. 119를 즉시 호출하고 환자의 상태를 알린다.
- 외부 출혈이란, 손상된 피부 표면을 통해서 체외로 혈액이 유출되는 출혈을 말한다. 배어 나오는 수준을 넘는 심각한 속도의 외부 출혈은 빨리 막아야 한다. 외부 출혈이 계속되고 있는 상황에서는 쇼크가 점점 더 악화될 것이다.

(3) 외부 출혈의 지혈

가장 손쉬우면서도 효과적인 지혈법은 직접 압박법이다. 팔다리 외부 출혈의 경우에 직접 압박법으로 안 되면 지혈점 압박법을 시도하고, 그래도 안 되면 최후의 수단으로 지혈대 사용법을 시행할 수 있다. 몸통 외부 출혈의 경우에는 지혈점 압박법이나 지혈대 사용법을 사용할 수 없다.

(4) 직접 압박법

- 피가 흐르는 부위에 깨끗한 거즈나 수건을 대고 지긋이 압박하는 방법이다. 정맥성 출혈에 비하여 동맥성 출혈은 더 강한 압박이 필요할 수 있다. 그러나 불필요하게 강하게 압박하면 주변 연부조직을 손상시킬 수 있으며, 치료자의 피로감이 더하여 오래 압박을 유지할 수 없으므로 주의해야 한다.
- 팔다리 손상의 경우, 손상 부위를 압박하면서 심장보다 더 높이 들어 올려주면 지혈에 더 도움이 된다.
- 압박 붕대가 준비되어 있을 경우에, 압박 부위에 두껍게 거즈를 대고 그 위를 압박 붕대로 감아 압박을 유지할 수도 있다. 이렇게 하면 치료자의 손이 자유로워져 다른 처치를

할 수 있어서 편리하겠지만, 손으로 직접 누르는 것보다는 압박 효과가 떨어질 가능성이 있다.

(5) 지혈점 압박법(간접 압박법)

- 팔다리 출혈이 직접 압박법으로 충분한 지혈이 되지 않을 때 사용할 수 있다. 그 팔다리에 혈액을 공급하는 동맥을 압박하여 혈액 공급을 차단함으로써 출혈을 감소시키려는 시도이다.
- 팔 출혈은 겨드랑이 동맥이나 위팔 동맥을 양손의 엄지손가락을 사용하여 강하게 압박한다.
- 다리 출혈은 사타구니 부위를 지나는 넙적 다리 동맥을 주먹 쥔 손으로 체중을 사용하여 강하게 눌러 압박한다.
- 이 방법으로 지혈이 된 경우에도 장기적으로 지혈점 압박을 유지해야 할 상황이라면, 30분마다 5분 정도 압박을 풀어서 그 팔다리의 혈액 순환을 정기적으로 재개시켜 주어야 한다. 그렇지 않으면 그 팔다리 전체에 허혈성 손상을 초래할 위험성이 있다.

(6) 지혈대

- 팔다리 외부 출혈이 위의 방법들로 지혈되지 않을 때, 최후로 사용할 수 있는 지혈법이다. 팔다리 출혈 부위보다 몸쪽 부위를 질긴 노끈이나 수건으로 맨 후 막대기를 끼워 빙빙 꼬아 그 노끈이나 수건을 조아서 팔다리로 가는 혈액 공급을 차단하려는 시도이다.
- 하부 팔다리로 가는 혈액 공급을 거의 완전히 차단하기 때문에 오래 유지하면 팔다리 전체를 손상시켜 팔다리 절단을

초래할 위험성이 있다. 따라서 지혈점 압박법과 마찬가지로 30분마다 5분 정도 조임을 풀어서 그 팔다리로의 혈류가 재개되게 해 주어야 한다.
- 팔다리가 거의 완전히 절단된 상처가 아니라면 처음부터 이 방법을 사용하여 지혈을 시도해서는 절대 안 된다. 다른 방법으로 지혈이 도저히 안 되는 심각한 출혈에서만 시도해야 하는 최후의 방법임을 기억하여야 한다.

(7) 피해야 할 방법들
- 지혈을 목적으로 상처에 이물질을 바르는 행위는 절대로 피해야 한다. 대부분의 상처는 직접 압박법으로 지혈이 된다.
- 흔히 상처에 바르는 물질들(흙, 담배가루, 된장, 분말형 지혈제, 항생제 가루, 연고, 및 기타 생약 성분들)은 모두 상처에 해로우며, 상처를 복구하는 것을 방해한다. 즉, 혈관 및 신경의 재접합이 필요할 경우 그것을 불가능하게 만들 수 있으며, 창상 감염의 합병증 발생률을 현저히 상승시킨다.
- 상처에 묻은 이물질을 씻어내지는 못할망정, 오히려 이물질을 바르는 행위는 절대로 금해야 한다.
- 지혈을 목적으로 팔다리 상처에 얼음을 갖다 대지 않는다. 지나친 혈관 수축을 초래하여 팔다리에 허혈성 손상을 가중시킬 위험성이 있다.

3) 상처

(1) 상처의 종류

상처는 그 손상 기전과 모양에 따라 다음과 같이 분류된다.

피부는 표피, 진피, 그리고 피하지방의 3개 층으로 구성되어 있다.

- 표피: 진피를 보호하는 역할을 한다.
- 진피: 피부의 기능들을 담당한다. 중요한 피부 기관은 이 층에 포함되어 있다.
- 피하지방: 피부와 신체 내부를 절연하는 역할을 한다.

① 타박상

- 타박상은 기본적으로 혈관 손상이다.
- 물리적 충격력을 받은 연부조직 내의 모세혈관 및 소혈관이 손상되면서 혈관 투과성이 새어나오거나(부종 형성), 심하면 혈관이 찢어지면서 혈구 성분까지 조직 속으로 흘러나오게 된다(멍 형성).
- 손상 부위에는 통증이 동반되고 부종, 또는 멍이 생긴다.
- 손상 직후부터 24시간 정도까지는 냉찜질을 하면, 부종의 진행도 경감시킬 수 있고 통증 완화 효과도 있다. 48시간 후부터는 온찜질이 오히려 부종 완화와 상처 치유에 도움이 될 수 있다.

② 찰과상

- 피부의 표피층이나 진피층의 일부분까지만 벗겨진 상처를 말한다.
- 세균에 의한 창상 감염이 이차적으로 진행되지 않는 한, 흉터를 남기지 않고 낫는다.

- 항생제 연고(후시딘, 마데카솔 등)를 바르면 효과적이다.

③ 관통상
- 못이나 송곳 같은 길고 좁은 물체에 의해서 깊이 뚫어진 상처를 말한다.
- 뚫어진 피부 입구가 좁고 오염 물질이 조직 깊숙이 들어가기 때문에, 오염물 세척이나 배출이 어려워 감염이 발생하기 쉽다.
- 작은 열상이라고 가볍게 보아서는 절대로 안 된다.

(2) 상처의 응급처치
① 지혈
- 피부 열상이 발생하면 가장 먼저 해야 할 응급처치는 지혈이다. 깨끗한 수건이나 거즈를 이용하여 직접 압박법으로 지혈하는 것이 가장 좋다.
- 지혈을 목적으로 상처에 분말형 약제나 연고(후시딘, 마데카솔), 또는 기타 물질들을 바르거나 뿌리는 것은 절대 금기이다.

② 창상 세척
- 지혈이 되고 나면 흐르는 수돗물에 상처를 씻어 상처에 묻어 있는 흙이나 기타 오염물질들을 최소화해야 한다. 입으로 상처를 빨아내는 것은 권장할 만한 방법이 아니다. 왜냐하면 입안에는 세균이 너무 많아 오히려 상처의 감염 위험성을 높이기 때문이다.
- 수돗물이 없을 경우에는 판매하는 음료수를 사용하면 된다. 알코올을 함유한 술 종류도 무방한데, 심한 통증을 유발할 수 있다.

- 적절한 세척액을 구할 수 없으면, 그냥 깨끗하고 마른 수건으로 덮고 병원으로 간다.

4. 환경 및 위험물에 의한 응급처치

"생명 구조를 위해 환경 및 위험물에 의한 응급처치를 꼭 알아야 하나요?"

주변에서 생활하다가 보면 환경이나 위험물에 의한 사고로 응급처치가 필요할 때가 있다. 여기에서는 화상과 수상 사고에 관한 응급처치를 알아보고 생명을 구조하는데 도움이 되도록 한다.

1) 화상

화상이란 피부 또는 피부 아래에 있는 지방, 근육 그리고 심한 경우에는 뼈에까지 손상을 입는 것을 말한다. 인체의 피부는 표피, 진피, 피하조직으로 되어 있으며, 세균침입 방지와 체온조절, 수분의 침투와 증발을 방지한다. 그러나 화상을 입을 경우 이러한 피부의 중요한 기능들에 손상되어 심각한 후유증 및 사망까지 초래할 수 있는 결과를 낳게 될 수 있다. 화상의 원인으로는 높은 온도(불, 뜨거운 물, 기름)에 의한 손상을 열상 화상이라 하며, 가장 흔히 수 있는 종류의 화상이다. 그 외에 화학 물질과의 접촉에 의한 화학 화상, 전기 손상에 의한 전기 화상, 그리고 뜨거운 공기나 연기를 마셔서 생기는 흡입 화상이 있다. 흔히 화상은 피부에만 손상을 주는 것으로 인식되어 있는데, 화상의 무서움은, 중증 열상 화상에서 발생할 수 있는 피부 손상에 따른 감염과 체액 손실에 의한 쇼크, 근육 파괴에 의한 급성 신부전증 등의 발생, 전기 화상의 경우 심장에 손상에 따른 심장 박동의 이상(부정맥), 심장 쇼크 그리고 흡입 화상에서 발생할 수 있는 기도가 부어서 생기는 기도 폐쇄에 의한 질식 등이 발생할 수 있다.

(1) 화상의 깊이
- 1도 화상: 주로 강한 태양광선에 장시간 노출되었을 때 발생하는 일광화상이 흔하다. 화상을 입은 부위가 붉게 변하면서 약간 부우면서 통증을 동반된다. 그러나 물집은 생기지 않고 대부분의 경우에서 간단한 치료만으로도 후유증 없이 낫게 된다.
- 2도 화상: 피부 아래로 약간 더 깊이 침범한 화상으로 수포(물집)가 생기고 붓고 심한 통증이 발생하는 화상으로 피부에 손상이 동반된 관계로 감염이 발생할 수 있다. 2도 화상은 깊이에 따라 다시 표재성 2도 화상과 심부 2도 화상으로 나눌 수 있다.
  - 표재성 2도 화상: 진피의 일부만이 손상된 것으로 손상된 진피층이 사라지면서 아래에서 상피재생이 일어나면서 약 2주일 정도면 별다른 흉터 없이 낫게 된다.
  - 심부 2도 화상: 진피중 대부분을 포함하는 것으로 감염만 되지 않는다면 2주에서 4주 정도 경과하면 엷은 흉터를 남기면서 치유가 가능하나 감염되는 경우는 흉터를 남기고 치유되게 된다.
  - 3도 화상: 피부 전층이 화상을 입은 손상을 말하며, 피부

는 건조하며 흰색 또는 검은색으로 변하며 피부신경에 손상으로 오히려 통증은 없다.
- 4도 화상: 피부의 전층과 근육, 신경 및 뼈 조직까지 손상 받은 경우를 말한다.

(2) 화상의 넓이

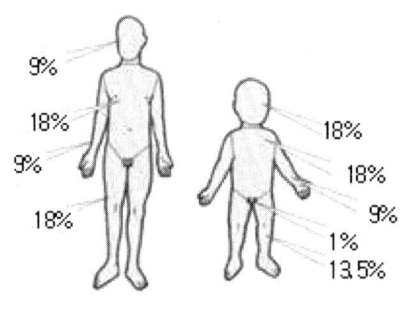

화상 범위-9의 법칙

※ 성인 : 얼굴 9%, 등 18%, 팔 각각 9%, 다리 각각 18%, 성기 1%
※ 소아 : 얼굴 18%, 등 18%, 팔 각각 9%, 다리 각각 13.5%, 성기 1%

2) 물에 빠졌을 때 응급처치

물에 빠진 사람에 대한 현장 처치는 크게 구조와 응급처치로 나눌 수 있다. 환자를 구조하기 위해 능력과 자격이 없는 사람이 무조건 뛰어들면 안 된다. 물에 빠진 사람은 급하여 아무 것이나 손에 잡히는 것은 붙잡기 마련인데, 구조자가 환자에게 잡혔다가 행동이 제한되면 같이 위험하다. 그러므로 무조건 물로 뛰어 들기 전에 구조자는 우선 주위에 구조에 사용할 수 있는 튜브, 줄, 막대기 또는 배 등을 있는지 먼저 살핀다. 또한 빨리 119나 경찰에 신고하는 것이 최선의 방법일 수 있다. 물에 빠진 사고는 익사와 익수로 구분할 수 있다. 익사는 물에 잠긴 빠져 사망하는 사고를 말하며, 익수는 물에 빠진 후 구조되어 일시적이라도 생존한 경우를 말한다.

(1) 구조법

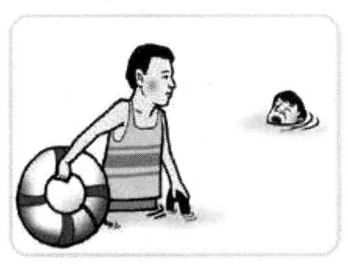

- 다른 사람들에게 자신이 익수자를 구하러 물에 들어가는 것을 알린다.
- 환자가 의식이 없는 경우에는 환자의 머리 쪽에서 접근해도 좋지만, 의식이 있을 때는 반드시 뒤로 접근하여 구조한다.
- 엎어져 있으면 반듯하게 눕히고, 머리를 팔로 끌어안고 수영하여 구조한다.
- 만약 환자가 숨을 쉬고 있지 않다면 수면에서라도 인공호흡을 하면서 물 밖으로 구조한다.

① 응급처치법

가. 연락이 안 된 상태라면 119나 112로 신고한다.

나. 다이빙 후에 발생한 사고라면 목뼈에 손상이 있을 가능성이 있으므로 경추를 고정하고, 필요에 따라 인공호흡이나 심장마사지를 실시한다. 처치를 계속하면서 젖은 의복은 저체온증을 일으킬 수 있으므로 제거하고 모포를 덮어준다.

다. 경추 손상이 없는 것으로 생각되는 환자가 토한다면 구토물이 폐안으로 들어가는 것을 방지하고 기도를 확보하기 위해 얼굴을 한 쪽으로 돌린다.

라. 병원으로 옮기는 도중에도 필요하면 심폐소생술을 계속한다.
마. 환자에게서 호흡과 맥박이 있다면 구조 자세를 취하게 한다.
바. 모든 익수자는 병원으로 이송하여 검사하여야 한다.
② 주의 사항
가. 경추 손상이 의심되는 환자의 경우에 반드시 경추 고정과 함께 처치하여야 한다.
나. 의식이 없는 환자의 배를 눌러 물을 빼려는 시도는 오히려 심폐소생술을 지연시킬 수 있으며, 또한 위속의 내용물이 역류하여 올라가면 기도 유지가 되지 않아 숨을 못 쉬게 될 수도 있고, 이러한 구토물로 인하여 2차적 손상이 생길 수 있다.

5. 하임리히법

" 생명 구조를 위해 하임리히법을 꼭 알아야 하나요? "

주변에서 생활하다가 보면 떡과 같은 질긴 음식을 먹다가 음식물을 잘못 삼켜 목에 걸리는 경우가 있다. 보통 강하게 기침을 몇 번 반복하면 목에 걸린 음식물을 뱉어낼 수 있지만, 기도가 심하게 막혔을 경우에는 얘기가 다르다. 이때 알아야 할 응급조치 하임리히법에 대해 알아보고 생명을 구조하는데 도움을 주도록 한다.

하임리히법이란 음식과 같은 이물질이나 알레르기 반응 등으로 인해 기도가 막혔을 때 취하는 응급처치법이다. 보통 웃으면서 음식을 먹거나 음주 상태로 먹을 때 음식물이 기도로 넘어가

기도를 막는 경우가 많다.

  기도가 부분적으로 폐쇄된 경우는 숨이 가쁜 증상만 나타날 수 있지만, 심한 폐쇄일 경우 숨소리가 비정상적으로 들리거나 의식 저하가 생길 수도 있다. 완전한 폐쇄의 경우 급히 치료하지 않으면 사망하게 된다. 이물질의 크기가 크지 않아 기침만으로도 뱉어낼 수 있다면 다행이지만, 그렇지 않을 경우를 대비해 올바른 하임리히법을 알아둬야 한다. 특히 영아의 경우 하임리히법이 다르므로 반드시 알아둬야 한다.

1) 성인 하임리히법

  환자가 숨쉬기 힘들어하거나 목을 감싸고 괴로움을 호소할 경우 기도폐쇄로 판단한다. 주변 사람 중 특정 사람을 지정해 119를 불러달라고 요청한다. 119가 오는 동안 환자가 스스로 기침이 가능한 경우, 방해하지 말고 기침을 하도록 한다. 기침을 하지 못할 경우 복부를 압박해 이물질 제거를 돕는다. 환자의 등 뒤에서 주먹 쥔 손을 배꼽과 명치 중간에, 엄지손가락이 배에 닿도록 놓는다. 다른 한 손으로 주먹을 감싼 뒤 한쪽 다리는 환자의 다리 사이로, 반대쪽 다리는 뒤로 뻗어 균형을 잡는다. 팔에 강하게 힘을 주면서 배를 안쪽으로 누르며 위로 5회 당겨준다. 임산부나 고도비만의 경우 가슴 부위를 밀어낸다. 이물질이 제거되거나 119가 도착할 때까지 반복한다.

2) 영아 하임리히법

  기침을 하거나 의사 표현할 능력이 부족한 영아의 경우 쉰 숨소리, 쉰 울음소리나 얼굴이 파랗게 변하는 청색증이 보일 경우 기도폐쇄로 판단한다. 119를 부른 뒤 하임리히법을 실시한다. 왼손으로는 영아의 턱을, 오른손으로는 뒤통수를 감싸 천천히 안아 올린다. 왼쪽 허벅지 위에 머리가 아래를 향하도록 엎드려 놓는다. 손바닥 밑 부분으로 등 중앙부를 세게 5회 두드린다. 영아의 턱과 뒤통수를 감싸 반대쪽 허벅지에 머리가 아래를 향하도록 바로 눕힌다. 양쪽 젖꼭지를 잇는 선의 중앙보다 약간 아래 부분에 두 개의 손가락을 놓는다. 4cm 정도의 깊이로 강하고 빠르게 5회 눌러준다. 이물질을 뱉어내거나 119가 도착할 때까지 등 압박, 가슴 압박을 5 : 5 비율로 반복한다.

하임리히법 응급조치

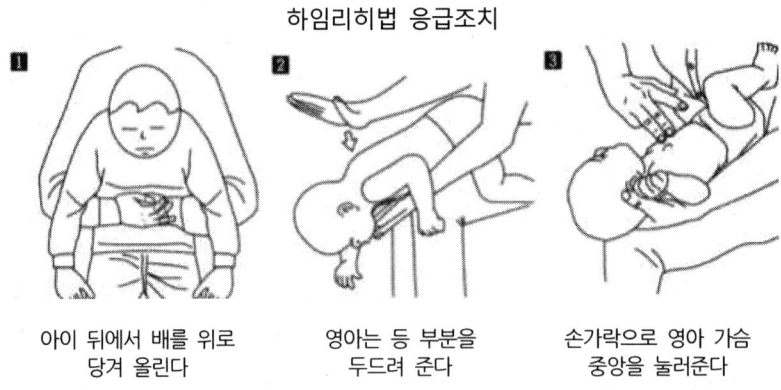

① 아이 뒤에서 배를 위로 당겨 올린다
② 영아는 등 부분을 두드려 준다
③ 손가락으로 영아 가슴 중앙을 눌러준다

참고문헌

강희성, 김기진, 김태운, 김형묵, 장경태, 전종귀 공역(2013). 운동과 스포츠 생리학. 서울: 대한미디어.

고영호(2015). 운동으로 젊어지는 뇌. 도서출판 아람.

김기진, 이만균, 김영준, 이왕록, 김홍수, 서영환, 이상직(2012). 과학적 트레이닝을 위한 인체해부학. 서울: 대한미디어.

김완수, 강현주, 김대석, 김대영, 김선주, 김연주, 남영규, 도한석, 박인경, 성낙진, 신경호, 신선애, 신학수, 안재만, 옥해안, 유연주, 이미라, 이선영, 이재현, 장요한 역(2013). 건강증진을 위한 신체활동지침서. 서울: 대한미디어.

대한운동사협회 공역(2011). 운동검사 및 처방 제6판(ACSM's Resource Manual for Guidelines for Exercise Testing and Prescription). 서울: 한미의학.

대한적십자사(2011). 응급처치법. 대한적십자사.

이광무(2016). 건강운동가이드. 대전: 도서출판 보성.

이광무, 윤아람(2009). 운동지침서 건강증진을 위한 운동처방. 대전: 도서출판 보성.

장경태, 김선영, 이정숙 역(2011). 노화와 건강: 운동생리학적 측면에서의 접근. 서울: 대한미디어.

주기찬 역(2011). 운동처방 제2판(Exercise Prescription: A case study approach to ACSM guidelines). 서울: 대한 미디어.

American Collage of Sports Medicine(2014). ACSM's Guidelines for Exercise Testing and Prescription, 9th ed. Baltimore:

Wolters Kluwer.

Heyward, V. H.(2010). Advance Fitness Assessment and Exercise Prescription. 6th ed. Human Kinetics.

Rahl, R. L.(2010). Physical Activity and Health Guidelines. Human Kinetics.

Ralph S. Paffenbarger, Jr. and Eric Olsen(1996). An Effective Exercise Program for Optimal Health and a Longer Life. Human Kinetics.

최고 운동 건강 이야기

인   쇄 | 2024년 2월 20일
발   행 | 2024년 2월 20일

저   자 | 이 광 무
발행인 | 박 상 규
발행처 | **도서출판 보성**

주   소 | 대전광역시 동구 태전로126번길 6
전   화 | (042) 673-1511
팩   스 | (042) 635-1511
E-mail | bspco@hanmail.net
등록번호 | 61호
ISBN   978-89-6236-239-8 03690

정가 15,000원